保険金殺人　死体の声を聞け

上野正彦

角川文庫 13457

はじめに　保険金殺人に完全犯罪はない

保険金がらみの信じられない事件が、最近相次いで起こっている。友人や知人、あるいは自らが経営する会社の従業員などをターゲットにするどころか、両親やわが子など、血のつながった身内をも金欲しさのために殺すケースがある。

犯罪史を振り返れば、人間同士のいざこざや、ちょっとしたすれちがいから不幸にも殺人事件に発展することはそう珍しくはない。この種の事件の背景には、どんな形にせよ怨恨《えんこん》あるいは強欲のようなものがあるのは、いまも昔も変わらないのだろう。

しかし、最近では「保険をかけて人を殺せば、大金が入る」――そんな打算から、命よりも金を優先する時代になってきているように思えてならない。

欲望に振り回されて適当な相手を物色し、特に恨みもない相手に多額の保険をかけ、巧みな手口で殺害するケースも珍しくはなくなった。私はこの種の保険金犯罪の報道に触れるたびに、この先日本はどうなってしまうのかと、心底不安にならずにはいられないのである。

平穏に暮らしていた一家の主《あるじ》が突然の事故や病で倒れ、不幸にもそのまま帰らぬ人になったとしたら、残された家族に与える影響ははかりしれない。深い悲しみや憤りといった精神的な問題だけでなく、この先の生活を送っていくときに直面する収入減という経済的問題は本当に深刻だからだ。こうしたリスクから人々を守る保険制度は、たいへん優れたシステムであるし、安心を得るためにいまや不可欠なものである。

生命保険や損害保険を提供する保険会社には、たとえそれが商売とはいえ、「万が一のときに人々に少しでも安心してもらえる商品を提供したい」という善意があるはずである。保険金がらみの犯罪は、そうした人々の気持ちをも踏みにじる悪質なものと言わざるを得ない。保険金目当ての事件が増えれば、予防策を講じなければならない保険会社としては、保険料の値上げをしたり、保険金の支払い時の調査を厳しくするといった対応をせざるを得ないだろう。

その結果、一家の大黒柱を突発的な事故で失い、生活に困っている家族にまで保険金がなかなか支払われないといったしわ寄せがいくようなことがあってはならない。人の善意の上に成り立っているシステムを悪用して、金欲しさに人を傷つけ、命まで奪う輩《やから》には、心から強い憤りを感じる。

東京都の監察医として三十年の間に多くの死体の死亡原因を検証してきた私は、その経験から、東京都監察医務院を辞めてからも民事訴訟で死亡原因が争われる事故の鑑定を依頼される機会が多くある。そして、いまもときおり行っているその鑑定の中で、死体所見から災害ではなく、自殺あるいは他殺という真相が明らかにされた保険金がらみのトラブルも決して少なくはない。

医師や弁護士などと同じように、鑑定者には守秘義務があり、仕事を通じて知り得た事実をそのまま公開するのはいささか問題がある。

しかし、多発する保険金がらみの犯罪を防ぐには、やはりだれかが警鐘を鳴らす必要があると考え、今回はじめて保険金がらみの鑑定ファイルの封印を一部解くことにした。

すでによく知られた事件は別にして、この本で取り上げた事例の中には、時期や場所などを実際のケースと変えたり、あえて伏せているものもある。その趣旨は、関係者に不必要な迷惑をかけないための配慮だとご理解いただきたい。

いずれにせよ私がこの本で最も強調したいのは、「完全犯罪など不可能だ」ということだ。それが保険金がらみとなればなおさらで、自殺にせよ他殺にせよ、家族や犯人が保険会社や警察からまったく疑われることなく多額の保険金を手に入れることなど、現実にはあり得ない。保険金をねらった完全犯罪など、単なる幻想にすぎないということを多くの人に知ってもらいたい。

長年多くの死体に接してきた経験から言えば、いくら犯人が綿密な計画を練ってことに及んだところで、死者の口を封じることはできない。生きている人間の言葉にはウソもあるが、もの言わぬ死体は決してウソを言わない。

丹念に検死（※29ページ参照）を行えば、「事故や自殺に見えるかもしれないが、実は私はこれこれこうして殺された」と、死体自らが残された痕跡《こんせき》から語ってくれるものである。

警察や保険会社も、多額の保険金がかけられて不自然な死に方をした死体を前に、「これは単なる事故死ですね」などと安易に結論を下すことはもはやないだろう。保険金がらみの犯罪が増えるにつれ、社会のセーフティーネットも厳しくなっていくのは当然だからだ。

それでも、保険金がらみの犯罪は、今後増加していくと思われる。他人のことを考えない自己中心的な人が増えているというが、安易に大金が入るという誘惑に勝てず、「自分だけは成功する」という身勝手な思い込みから犯罪に手を染めてしまう人もいるにちがいないからである。

しかし、いくら頭の中で妄想を膨らませたところで、現実はそんなに甘いものではない。最近保険金がらみの犯罪が増加している印象を受けるのもその証左で、悪事が発覚しているからこそ、事件そのものが増えているように見えるという一面があることを忘れてはならない。

たとえ綿密に犯罪計画を練ったところで、死体のメッセージを読み取る監察医ないし法医学者の目を欺くことは、現実には難しいことである。

この本に紹介した事例からそのことが広く理解され、ひいては保険金殺人などの犯罪防止にまで結びついてくれるなら本望である。

二〇〇〇年十一月

上野正彦

保険金殺人　死体の声を聞け

目次

1

残された解剖写真が事件解決の決め手

——東南アジア保険金殺人事件

犯行のヒントは「ロス疑惑」だった

アメリカのロサンゼルス市内を旅行中の女性（当時28歳）が、ホテルの自室で暴漢にハンマーのようなもので殴られ、頭にケガを負った。一九八一年八月のことだ。そして、それからわずか三カ月後にこの女性は同じロサンゼルス市内で再び暴漢に襲われた。

二度目の事件で頭部に銃撃を受けた女性は、約一年後に日本の病院で死亡した。事件当時、一緒にいた夫は、やはり左足を撃たれ、重傷を負ったという。この一件は、旅先で夫婦を襲った不幸な出来事としてテレビでも報道された。

それから三年後、事態は思わぬ展開を見せる。事件当時、女性には多額の保険がかけられていた。夫は後に保険会社三社から合計約一億六千三百七十万円を受け取ったが、これを不審に思った週刊誌が「疑惑の銃弾」と題して保険金殺人疑惑を指摘した記事の連載を始めたのだ。

この報道は世間の耳目を集めるところとなり、世論の盛り上がりを見て、やがて日本の警察も動いた。現地の警察に協力を依頼し、捜査官を派遣するなどして捜査を行った末、八五年には殴打事件で、主犯格と見られる夫と、実行犯の元女優を殺人未遂容疑で逮捕した。

さらにこの三年後の八八年、ついにはやはり主犯格と見られる夫と、その共犯者と見られる男を殺人容疑で逮捕した。一連の騒動は、「ロス疑惑」として広く知られている。

その後の裁判の経過にも簡単に触れておくと、殴打事件では、夫を有罪とする判決が下され、保険金殺人疑惑がかけられた銃撃事件では、最高裁で無罪が確定している。

海外で起こった事件は、本来なら日本の警察には捜査権もないので、これを日本国内で裁こうとするなら、証拠に乏しくなるのは致し方ない。裁判官もさぞかし難しい判断を迫られたにちがいない。

「ロス疑惑」が社会に与えた影響は大きかった。事件の報道が大々的になされて以降、明らかにこれを真似た模倣犯が次々と登場した。日本の警察の捜査権が及ばない海外で犯行に及び、被害者にかけていた多額の保険金を得ようという目的で行われた保険金殺人である。

私が意見書の提出を求められた、東南アジアのある国で起こった保険金殺人事件も、やはりヒントは「ロス疑惑」だった。意図して「ロス疑惑」と同じ保険会社を選び、被害者にかけていた保険額もこれと同額にしたというから、本当にあきれた話である。

後に逮捕された主犯格の犯人は、

「被害者が身内でなければ、ロス疑惑のように嫌疑をかけられることもないし、うまく保険金をだまし取れると思っていた」

などと捜査関係者に語っていたそうである。

十数枚の写真から、死亡時の状況を推察

この事件は、日本ではまだ寒さが厳しい二月のある日、南国の楽園で起こった。異国の地の海岸沿いで早朝に発見された水死体は、現地の警察の捜査で「日本人の可能性がある」と判断された。連絡を受けた警視庁は現地に出張中の捜査官を、すぐに現地の法医学の専門家による検死[※1]に立ち会わせた。

結果的に、このときの素早い対応が功を奏した。法医学の専門家が検死を担当

するとはいえ、警察の捜査記録には遺体の詳しい状況を記した資料がないのが通常であった。かりにこれが殺人事件で、なおかつ日本国内で公判が行われるとすれば、証拠に乏しく、立件が困難になるのは目に見えていただろう。ところが、このケースでは、検死に立ち会った警視庁の捜査員が遺体の写真を隅々まで撮っていたため、後の公判維持にもまったく支障がなかったのである。

この写真を手に、関係者が私に意見を求めてきたのは、事件発生から数ヵ月後のことだ。手渡された十数枚のカラー写真には、顔面、背面、頭部の三部位に大別される創傷が写っていた。このわずかな資料から、「死亡時の状況を推察してもらいたい」というのが、私に依頼された内容だった。

さっそく写真の分析を始めたところ、顔面部分の創傷は、右上眼瞼《がんけん》の外側面を軽く打撲・擦過し、さらに右頬部、鼻背部、上下口唇部、下顎《かがく》部を軽度に擦過している状態であるのがわかった。軽度の擦過は一回の外力作用によって形成された可能性が高く、しかもその方向は顔面の左上方から右下方に向かう動きで形成されたように見えた。

写真に写っていた顔面の擦過傷は、いずれも淡い赤褐色だった。右上眼瞼の皮下出血も鮮明に見られるため、生活反応※2のある外傷と判断できた。また、これらの顔面外傷はいずれも軽傷で、総合しても致命傷になり得ないものだった。

背中の部分に無数にあった擦過傷も、これとよく似ていた。背面左上方から右下方に向かってほぼ直線状に創傷があり、数回ほど小刻みに強弱のある擦過を繰り返しながら移動してできたものに見えた。これらの表皮剝脱《はくだつ》はいずれも写真には赤褐色に写っていたので、やはり生活反応のある創傷と判断できた。むろん軽傷であるため、致命傷にはなり得ないものである。

最後の頭部の創傷は、写真で見ても一番ひどいものだった。右後頭頂部の頭蓋《ずがい》骨には、二・六×二・九センチほどの、ほぼ円に近い形の陥没骨折があった。また、左後頭部頭皮には、右上方から左下方にかけて斜めに、四・〇×一・〇センチ程度の挫傷《ざしょう》らしき所見も見られた。これは硬い円柱状のものが勢いよくぶつかってできたもので、鉄製ハンマーなどで強打されてできたものと推察された。出血の状況から、やはり生活反応のある創傷であることも一目瞭然《りょうぜん》だった。

資料として渡された写真には、致命傷と思《おぼ》しき頭蓋骨陥没骨折をアップで写し出しているものもあった。この写真から骨折部の状況をさらに精査すると、骨折の縁の部分が三日月状の二重骨折、あるいは段差を形成しているように見えた。

頭頂部付近は丸みがあるので、ハンマー状の凶器をわずかに弧を描くように振り下ろすと、普通はハンマーの辺縁の遠位側が最初に強く頭皮に接触して、その部分の頭蓋骨がまず最初に折れる。次いで、ハンマーは弧を描くように、球形の頭蓋骨を打撲していくが、ハンマーの打撃面と頭蓋骨の間には四〜五ミリぐらいの頭皮が介在しているので、頭皮の厚さだけ間隔が開いて、つまり最初の骨折からややずれた形で陥没骨折を形成する。

すなわち、頭蓋骨陥没の骨折部に見られた三日月状二重骨折の跡は、ハンマーの攻撃方向を示唆していると考えられた。

こうした視点で、写真に写っていた三日月状二重骨折の位置をあらためて確認すると、ハンマーは被害者の後方から振り下ろされたことがわかった。また、骨折の形状から、強打を受けたとき、被害者の頭部が加害者に比べてかなり低い位置にあったこともうかがえた。

死体所見は「他殺である」とはっきり語っていた

以上のことから私が導き出した結論はこうだ。写真の遺体の死因は、第三者が関与した右後頭頂部の頭蓋骨陥没骨折にともなう脳挫傷である。

脳幹部に直接挫傷などは生じていないので、即死とまでは軽々しく結論づけられない。受傷から死亡まで無治療で放置したとしても短時間は生存できるので、海上を浮遊する水死体として発見された状況から考えても、直接の死因は溺死《できし》である可能性も否定できなかった。しかし、受傷後に自分の意思で入水するのは不可能なので、致命的損傷を受け、意識不明、あるいは仮死状態になってから、何者かに海中に投棄されたというふうに推察できた。

犯行に使われた凶器は、鉄製のハンマーのようなものである。犯人は四つん這《ば》いになっていた被害者の背後から近づき、右手に持っていた凶器を振り上げ、わずかに弧を描くように左下方に振り下ろして被害者の右後頭頂部を強打した。

その結果、被害者は前のめりに転倒し、コンクリートなどの硬い床面で顔面を打った。顔面部分に生じた打撲傷や擦過傷は、そのときに形成されたものと考えられる。

次いで、被害者は四つん這いから腹這いに崩れるようにして腹臥位《ふくが》になったが、脳損傷のためにまもなく強直性痙攣《けいれん》を生じ、体を右に反転させて右肩から背面にかけてやはりコンクリートなどの硬い床面で擦過した。

その後、仰臥位で背中を岸壁の角のような稜《りょう》のある面に接触させ、痙攣を繰り返しながら小刻みに背中部分を擦過しつつ海中に落下した。あるいは、最後の部分は何者かが介在して海中への落下を手伝ったということなのかもしれない。

いずれにせよ、致命傷となった被害者の創傷は、本人以外の何者かによってつけられたというのが私の判断だ。

意見書には、検死時の四、五時間前、他為によって鉄製のハンマーなどで頭部を強打されたという結論を書いた。

供述と一致した専門家の推察

両国の間で国際捜査共助態勢もできあがって、事件は発生から約半年後に犯人の逮捕へと至った。

犯人は二人の日本人で、ひとりは保険金殺人を画策した主犯格A（逮捕当時39歳）、もうひとりは殺人の実行犯B（同53歳）である。

二人の男性は経営していた会社が傾き、金に困っていた。そこで世間の注目を集めていた「ロス疑惑」をヒントにして、手っ取り早く金を得る方法として海外での保険金殺人を思いついたというわけである。

その手口はなかなか巧妙で、主犯格のAが会社を経営していたのを利用し、この会社の名前で「海外渡航できる方。五日で二十五万円」と題した広告をスポーツ紙に掲載して、応募してきた人に保険をかけて海外に出張させた。そして、頃合いを見計らって、実行役のBに襲わせるというのが、彼らが考えた保険金殺人のストーリーだ。殺害対象を赤の他人にすれば、「受取人に嫌疑が及ぶことはない」と考えたのである。

その後の警察の調べで、殺害された男性（当時51歳）は、二度の未遂事件を経て殺害されたこともわかった。

また、二人の犯人は、この男性の前にも、飲み屋で知り合った男性や自分の愛人などをターゲットに、高圧電流を発する護身用のスタンガンなどを使って四度の保険金殺人を企てていた。うち一度が計画中止、三度がやはり未遂に終わっていたというから、本当にあきれた話である。

七度目の正直とでも言おうか、不幸にも殺害に成功した今回の犯行の経緯はこうだ。

現地で被害者と合流したBは、

「Aが密輸船で荷物を持ってやって来るから合流しよう」と、被害者を深夜の海岸に出てくるように誘い出した。そのとき、段ボール片に火をつけて沖合に合図を送るようにも指示していた。

まさしくこれは、暗闇の中でBが被害者の位置を正確に知るための陰謀だった。Bの作り話をまったく疑っていなかった被害者は、言われたとおり真っ暗闇の深夜の海岸にやってきた。そして、四つん這いになって、段ボールを燃やしながら沖合に向かって合図を送っていたところを、背後から忍び寄ってきたBに頭部をハンマーで強打されたのである。

前のめりに倒れた被害者は、Bによって海中に突き落とされた。最後は上半身を海中に沈められ、息の根を止められてから投棄された。顔面や背中にできた創傷は、遺体を引きずったときにできたもので、犯行時の状況はいずれも私が意見書に書いたものとほとんど一致していた。

丁寧に検死を行えば、死者のメッセージは必ず聞ける

なお、犯行に使われた凶器のハンマーは、被害者の殺害後、犯行現場の海にそ

のまま投げ捨てられたそうである。犯人の供述から、この国の海軍が出動して大がかりな海中捜索を行ったが、残念ながら発見には至らなかった。一方、合図に使った段ボール片などの証拠物は、現地の警察による調査の段階でかろうじて押収されていた。

この事件の裁判は日本で行われたが、凶器が未発見の上、二人の犯人のうち実行役のBが犯行を否認していたため、公判維持は難しいと当初考えられていた。しかし、主犯格のAが、実行役のBから聞いた殺害の状況を含めて事件の全貌《ぜんぼう》を供述したこと、また、Bから押収した犯行をにおわす記述のある日誌や、AとBの国際電話の記録など補強資料が充実していたので、警察は自信を持って起訴に踏み切った。その際、カラー写真に残されていた死体所見から犯行時の状況をそのまま推察した私の意見書も、決め手のひとつになったことは言うまでもない。

余談ながら、裁判の結果は、犯行を認めた主犯格のAに懲役十二年、無罪を主張した実行役のBには、一、二審とも懲役二十年の実刑判決が下された。

「警察の権限が及ばない海外で保険金殺人を行えば、罪に問われることもないだろう。その上、簡単に大金が手に入るのだから、こんなにいい話はない」

などと安易に考えて悪事を働いたツケは、ことのほか重かったわけである。

「法医学の専門家は、言葉を話せない死者の通訳」というのが昔からの私の持論だが、良き通訳であるためには、死体所見に残されたどんな些細《ささい》なメッセージも見逃してはならない。わずか十数枚のカラー写真から、犯行時の状況をはっきり推察できたこのときの体験は、専門家が丁寧に検死を行えば、どんなに悪条件であっても必ず死者の残したメッセージは聞けるものだという考えを裏づけるたいへん貴重なものとなった。

※1検死……法医学の専門家が変死体の死因を調べること。同じ作業でも、検察官や警察官が行う場合は「検視」という表記が使われ、明確に区別されている。

※2生活反応……出血・炎症性反応など、生存中でなければ見られない体の反応。死体の傷が生存中のものかどうかの判定に利用できる。

2 多発する保険金詐取事件に見る警察捜査の問題点

——長崎・佐賀保険金殺人事件から

奈良で発覚した薬物による殺人未遂事件

二〇〇〇年夏、奈良で保険金がらみの異様な事件が発覚した。入院中の高校一年生の長女（事件当時15歳）に、准看護婦をしていた母親（同43歳）が、薬物を混ぜたお茶を飲ませて殺害しようとしたというのである。

警察の調べに対してこの母親は、娘にかけた三千万円の保険金をねらって殺害を企てたことを認めた。

母親が娘に薬を飲ませ殺そうとした際に用いたのは、准看護婦の立場を利用して入手した、ぜんそく治療に使う気管支拡張剤「硫酸サルブタモール」を含む薬品だった。これを混ぜたお茶やラーメンを実際に子どもに飲ませていたというから恐ろしい話だ。

長女は、頻脈発作から肺水腫《すいしゅ》などを起こしたが、異変に気づいた担当医がすぐに適切な治療を行い、ことなきを得ていたという。事件が発覚したのも、具合が悪くなる前に飲んだお茶が「変な味がした」という少女の話を聞いて、病院側がこのお茶を保管するなど適切に対応したことが功を奏したのだった。

その後の警察の調べで、同居中の老母（事件当時66歳）の尿からも、長女に飲ませていたのと同じ薬物が検出されていたことがわかった。これも、長女に続いて実母も緊急入院したことに病院側が疑問を抱き、尿を採取していたことから発覚した。最近は医療ミスなどの問題で、医師や病院が世間から冷たい視線で見られることが多いが、こうした病院側の適切な対応は、あらためて評価したいものだ。


それにしても、である。金のためにわが子を殺すなど信じられない話だが、その犯人が、人の命を救う立場にあるはずの医療関係者だったというから驚きだ。この母親は、いったいどのような気持ちでこれまで准看護婦という仕事に携わっていたのか、同じ医療関係者として本当に神経を疑いたくなる。

マスコミ報道などで漏れ伝わってくるところによれば、母親の家庭では、三年前にも肺水腫を患った次女（当時9歳）と、肺水腫、脳浮腫を患った長男（当時15歳）が相次いで急死しているという。このうち、家庭内暴力で母親を悩ませていた長男の死亡によって、母親は二千万円の保険金を手にしていた。

当時、保険会社では、契約から一年以内の急死で、死亡診断書に「肺水腫、脳浮腫を患った原因は不明」と書かれていたことから、保険金の早期支払いを見合わせていた。しかし、調査の結果、「支払いを拒否する理由がない」という消極的な理由から保険金を支払ったという。この一件もなにやら釈然としないものがある。

子どもの命よりお金が大事なのか

監察医[※1]制度の必要性をアピールするときに、私がよく引き合いに出す話がある。まだ東京都の監察医だった頃の古い話だ。

あるとき、幼女がやけどで亡くなった。母親の説明によると、はいはいをしていて石油ストーブにぶつかり、その拍子に運悪く熱湯の入ったヤカンが子どもの背中に落ちて大やけどを負ったということだった。子どもは救急病院で手当てを受けたが、残念ながら一日たらずで亡くなった。

担当医はすぐに「火傷死」という死亡診断書を書いたが、子どもの父親が区役所の戸籍係に提出した死亡届は受理されなかった。法律[※2]があって、熱湯などの外力作用によって亡くなった外因死の場合は変死扱いになり、死亡診断書ではなく、法医学の専門家などが書く[※3]死体検案書が死亡届の際には必要になるからだ。

父親が病院に死亡診断書を持ち帰ってきたのを見て、担当医もようやくそのことに気づいた。すぐに警察に変死届が出されて、検死を行う監察医が病院の霊安室を訪れたというわけである。

そのとき、亡くなった幼女の服を脱がして遺体のやけどの跡を見た監察医は、思わず仰天した。背中に残ったやけどの跡が、大きなまるい形をしていたからだ。

事前に聞いていたとおり、ストーブにぶつかった拍子に熱湯入りのヤカンが背中に落ちたならば、飛び散った熱湯によって、背中には不整形のやけどが残っていなければおかしい。家人が説明した状況と死体所見のちがいは、だれかがウソをついていることを意味していた。

監察医の指摘によって、警察はあらためて捜査をやり直すことにした。事故現場にいたという母親は、子どもを失った悲しみから錯乱状態にあったが、警察は彼女にも丁寧な事情聴取を行った。その結果、時間はかかったが、ついには自分が故意に熱湯をかけたことを母親が自供した。

亡くなった幼女は、知的障害児だった。母親はわが子の前途を悲観しており、一家のためにも、本人のためにも死んだほうがこの子は幸せだと手前勝手な論理で考え、過失を装ってヤカンの熱湯をかけたというのが事件の真相だった。

しかし、事故を装うにはお湯の量が少なかった。母親の悪事をそのまま放置させまいとする天の計らいか、それとも亡くなった幼女の執念なのか、背中にかけられた熱湯は幼女の着ていた衣服に円を描くようにしてすべて吸い取られ、外に流れ出ることはなかった。まるい形のやけどの秘密はここにあったわけだが、これは人の死の原因を正しく究明するのを仕事とする監察医が検死を行ったからこそ読み取れた、死者からのメッセージだったのである。

保険金犯罪捜査の問題点

先ほどの奈良の薬物殺人未遂事件もそうだが、ここ数年、保険金がらみの事件が次々と発覚している。毒入りカレー事件をきっかけに発覚した和歌山の夫婦による保険金詐欺事件や、実子殺しの長崎・佐賀保険金殺人事件など、保険金犯罪史に名を残すような大事件がたて続けにおきているのだ。いったいこの国はこの先どうなってしまうのか、本当に心配になる。

これらの事件の中には、事件後の対応のまずさが、その後の被害拡大に結びついたケースも少なくない。そもそも保険金がらみの犯罪には、忌まわしい特徴がある。一度成功すると、安易に大金を得ることに味をしめた犯人が、手口をさらに悪質なものにエスカレートさせながら犯行を繰り返すというのがそれだ。

金欲しさに人の命、それも自分とつながりの深い家族の命をねらうなど、普通の感覚の持ち主には信じがたいことだ。しかし、民間個人生命保険の保有契約高が一千数百兆円に上るといわれる保険大国日本で現実にこうした信じがたい事件が起こっているかぎり、そうも言ってはいられない。変死体に対しては、「まさかそんなことはあり得ないだろう」という予断を捨てて検死や捜査に臨む姿勢が、いまの法医学の専門家や警察には求められる。

信じがたい事件として、一九九九年大々的に新聞やテレビなどで報道された長崎・佐賀保険金殺人事件の場合もそうだ。検死を行う医師や捜査を行う警察の予断が、母親が当時高校生だった息子を殺害するという事件の発生を許してしまったのである。このことを関係者は肝に銘じなければならない。

母親が愛人の男と共謀し、自分の息子に保険をかけて長崎の海岸で殺したという衝撃的な事件の伏線は、この一件からさかのぼること六年前にあった。二人の犯人は、佐賀の海岸で、やはり保険金目当てに息子の父親、すなわち犯人の夫を睡眠薬を使ってほぼ同じ手口で殺害していた。ところが、警察はこれを犯罪として立件せず、結果として第二の事件を誘発してしまったわけである。

後の捜査で明らかになった、佐賀で起こった第一の事件の概要はこうだ。

深夜、警察に「海岸で遺体が見つかった」という通報が寄せられた。遺体の発見者は、被害者の妻が駆け込んだ民家の住人だった。

すぐに駆けつけた警察の調べに対して、妻は、
「家族五人で夜釣りに来たが、夫以外は車の中で仮眠していた。午前二時頃、自分が様子を見に堤防に行くと、夫の姿がなかった」

という内容の証言をしたという。

夫は泳ぎができるが、やはり妻の話で、「酒を飲んで酔っていた」とされていた。結局、警察はこの証言を鵜呑《うの》みにした形となり、早々に事故死と判断して司※4法解剖も行わなかった。

ずさんな検死（検視）が、第二の事件を誘発する

警察のこの判断に、地元住民の間では当時から疑問を口にする声もあがっていたという。被害者は釣り好きだということだが、深夜の堤防に残されていたのは釣《つ》り竿《ざお》一本だけで、釣り上げた魚を入れるクーラーボックスや釣り道具類は車の中にそのまま残されていた。また、遺体が発見される前、民家に駆け込んできた妻は、雨も降っていない月夜であるにもかかわらず、ずぶ濡《ぬ》れの状態だった。それが住民たちに「なにやら不自然だった」と思わせたゆえんでもある。

決定的な疑惑は、事故現場の状況だった。警察が死亡推定時刻とした午前二時頃は、実は干潮にあたり、海面は夫がいたとされた堤防から十数メートルほど後退していた。

警察の判断は、高さ八メートルの堤防から誤って転落したというものだったが、その際、引き潮でむき出しになった岩などに当たってできるはずの外傷が遺体にほとんどなかったというのも、明らかに不自然だった。現場検証が始められたのは、海面が通常の状態に戻っていた夜明けからだったので、この点は見過ごされ

た可能性が高い。現場の状況をよく知る住民たちが疑問に思うのも当然だ。

夫の死が事故死とされたことで、その後、妻は一億円近い保険金を手にした。また、相続した土地を売却して約五千万円も得たが、その大半は、共犯者であるギャンブル好きの愛人に貢いで消えたという。

信じがたいことに、第二の事件を起こす直前には、二人の犯人は約二千万円の借金を背負っていた。再三金を無心してくる愛人に夫殺害の事実をネタに脅され、「やむを得ず息子に手をかけた」というのが逮捕直後に母親が供述した内容だが、恐ろしい話である。

長崎の海岸で実行された二度目の保険金殺人事件は、警察が再び見逃すことはなかった。誤って海に落ちたはずの高校生の息子の水死体には、岸壁にはい上がろうともがいたときにできるはずの手足の傷がなかった。これに疑問を抱いた警察が、遺体を司法解剖に回して詳しく調べ、血液中から睡眠導入剤の成分を検出したのだ。事件は一気に解決へと向かい、すぐに六年前の夫の死にも疑惑が向けられた。

しかし、遅きに失した感はぬぐいされない。かりに、警察が夫の不自然な死に疑問を持ち、詳しい死因を確認すべく司法解剖などを行っていれば、体内に残る睡眠薬を検出するなどして、この段階ですでに殺人事件として立件していただろう。そうなれば、高校生の息子が殺されることもなく、二人の犯人もそれ以上は悪事を重ねることもなかったのである。

先にも述べたように、一度成功して安易に大金を得ることに味をしめた犯人は、手口をさらに悪質なものにエスカレートさせながら犯行を繰り返す、というのが保険金がらみの犯罪の特徴だ。これを防ぐためにも、保険金殺人事件を安易に見逃してしまうようなずさんな検死（検視）や捜査が行われることは許されない。

事故を装った他殺の可能性もある水死体や焼死体

監察医制度などしっかりとした検死システムが確立している東京などでは、この種の事件のような水中死体の検死（検視）は、別表（43ページ）のプロセスで行われるのが通例だ。

まずはじめに身元がわかっているか否かを確認し、不明ならばとりあえず司法解剖ないし行政解剖に回される。死因をきちんと特定しておくことで、事件性の有無もある程度判断できるし、その時点では犯罪と無関係に思えても、死体発見から何年もしてから別件で逮捕された犯人が昔の犯行を自供することもあるからだ。

その際、水中死体の記録を細かくきちんと残しておけば、傷のつけ方など犯人の証言から死亡の状況が明らかになることもある。これらの記録は、犯行の手口などの自供を裏づける証拠にもなり得るので、決して軽々しく扱えるものではない。

水中死体でも身元がはっきりしている場合は、その人が泳げるか否か、あるいは亡くなった現場は背が立つ場所かどうかなど、水温や水深を含めた状況をまずは捜査官に確認する。死に至らしめた原因も重要で、まだ現役の監察医だった時代に私は、飲酒酩酊状態になかったか、あるいは病気による発作、過失事故やその他の原因がないか、ひとつひとつ丁寧に聞くことを常としていた。

さらに、捜査官に必ず確認したもうひとつ重要なことは、被害者にかけられている保険の金額と、加入時期だ。中には、亡くなるほんの数ヵ月前になって、突然何億円もの生命保険がかけられていたこともあったが、こういうケースは「明らかに怪しい」と疑ってかからなければならない。

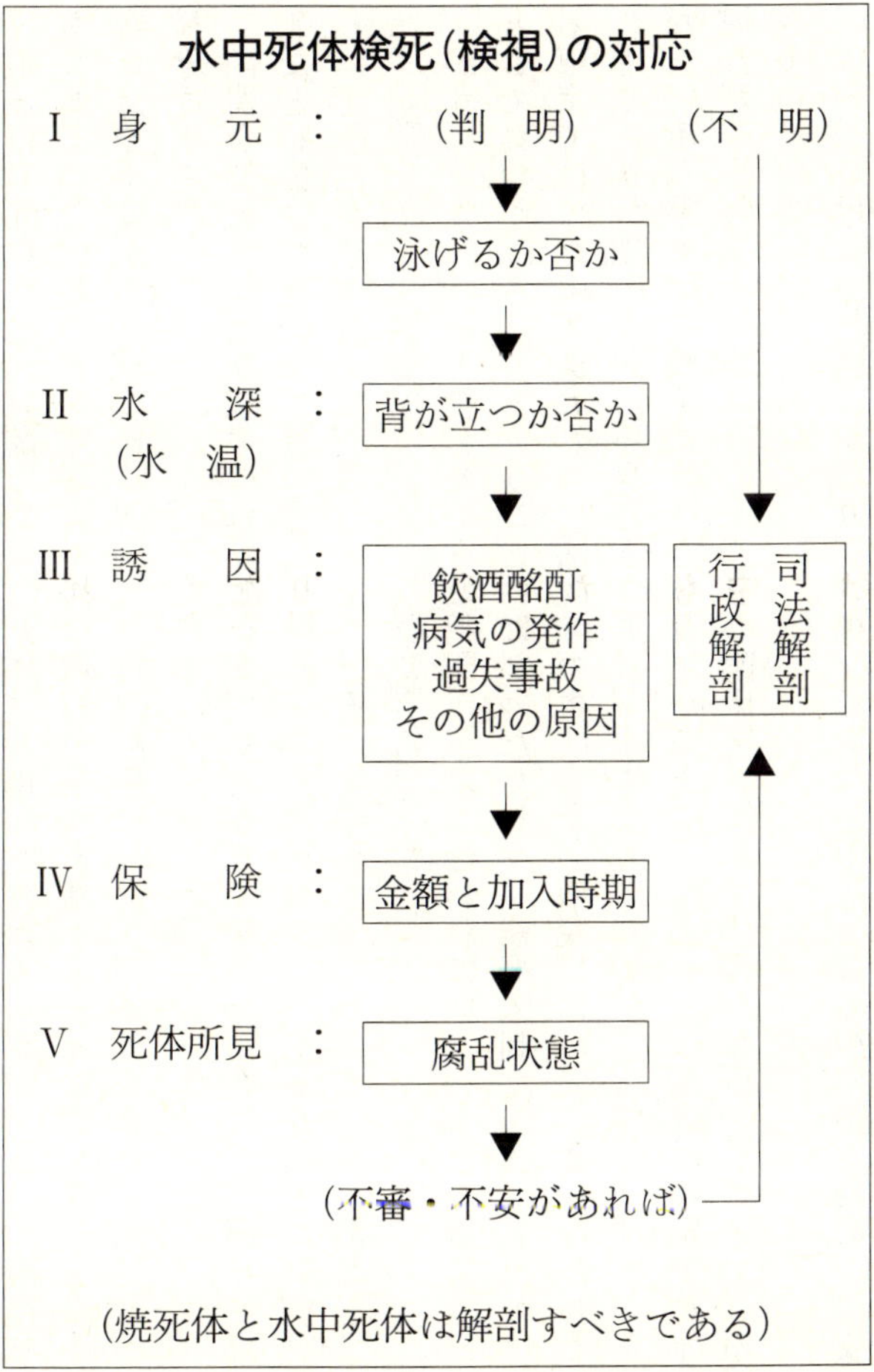
水中死体検死(検視)の対応
I 身元 : (判明) (不明)
泳げるか否か
II 水深(水温) : 背が立つか否か
III 誘因 : 飲酒酩酊
病気の発作
過失事故
その他の原因
行政解剖
司法解剖
IV 保険 : 金額と加入時期
V 死体所見 : 腐乱状態
(不審・不安があれば)
(焼死体と水中死体は解剖すべきである)

最後は、死体所見の確認である。死体に外傷があるかないか、あるいは腐乱状態にあるかないかなどを監察医が自分の目で細かく調べる。その際、少しでも不審な点や不安があれば、司法解剖なり行政解剖に回して、死因を詳しく調べる手続きをとる。

凶器を使わずに人を殺すのは難しいが、かろうじてそれが可能なのが溺死《できし》や焼死などを装った方法だ。逆に言えば、水死体や焼死体には、事故を装って殺害された可能性が常に潜んでいるのである。それを確かめるためにも、東京都などでは、「焼死や溺死は原則的に解剖」の姿勢が貫かれている。

かりに、先ほどの夫殺しのような犯罪が東京で行われていたら、単なる事故死として真相が隠されるということはなかっただろう。監察医制度が導入されている東京では、水中死体に対して法医学の専門家たちの鋭い目が光っているからだ。

ところが、地方の対応を見ると、これがまちまちの状態だ。大学の法医学教室など、専門家のいる機関に検死を任せているところもあれば、変死体の検死に不慣れな、法医学の知識に乏しい普通の臨床医がこれを代行して行っているところも多い。

風邪をひけば内科医にかかり、外傷を負えば外科医を頼るのが最も安心かつ安全な選択だ。これと同じ論理で、変死体は専門医である法医学者に任せるのが一番安心で、また、そうでなければ日本の治安は守れない。

長崎・佐賀保険金殺人事件のような凶悪な犯罪を繰り返させないためにも、法医学の専門家による検死制度の全国的な普及が求められる。

※1監察医制度……死体解剖保存法第八条には、「政令で定める地を管轄する都道府県知事は、その地域内における伝染病、中毒または災害により死亡した疑いのある死体、その他死因の明らかでない死体について、その死因を明らかにするため監察医を置き、これに検案をさせ、検案によっても死因の判明しない場合には解剖させることができる。(以下略)」とある。東京、横浜、名古屋、大阪、神戸の五大都市では、この法律にもとづいて、法医学の専門家らがいわゆる変死体の検死解剖を行う。これが監察医制度である。

※2法律……死体解剖保存法第八条のほか、「検視を経ずして変死者を葬りたる者は、五十万円以下の罰金または科料に処す」(刑法百九十二条)、「医

師は、死体または妊娠四か月以上の死産児を検案して異状があると認めたときは、二十四時間以内に所轄警察署に届けなければならない」(医師法第二十一条)などが、変死体に関する主な法律である。

※3死体検案書……変死体の検死を行った後、死因や死亡の種類、死亡日時などを記入して交付される書類。病死などのいわゆる内因死の場合の死亡診断書にあたるもので、この書類がないと家族は火葬などの葬儀が行えない。

※4司法解剖……死因が犯罪がらみの疑いがあるとき、裁判所の許可を得て検察官の指揮のもとに行われる死体の解剖。死因や犯行の手段・方法、あるいは凶器の種類、犯行の時間などを特定するのが目的で、大学の法医学教室などで行うのが通例である。変死体の解剖には、このほかにも死因を特定するために監察医が独自の判断で行うことができる行政解剖などがある。

3 検死システムの充実を訴えていた二つの毒殺事件

和歌山ヒ素カレー事件の現場から

一九九八年七月二十五日、和歌山市内の夏祭りで出されたカレーを食べた人たちが「次々と倒れた」と報じられた。はじめは単なる食中毒と見られていたが、後に「青酸の混入が原因」と警察は発表した。

祭りといっても、和歌山市郊外の小さな地域の催しで、集まった客に振る舞われたのは、近所の主婦たちが朝から集まって三つの大きな鍋《なべ》につくったカレーである。夕方、そのうちのひとつの鍋のカレーを人々が食べ始めた直後、腹痛を訴えて嘔吐《おうと》したり、下痢などで倒れた六十七人が救急車で病院に収容された。

当初、この人たちは食中毒として手当てを受けていたが、翌日には子どもも含めた四人の死者まで出た。症状を見ても、汚染された食物を食べた直後の食中毒とは考えがたく、関係者もいぶかしがっていた。そこで警察が毒物検査を行ったところ、青酸反応が出たので、食中毒から青酸中毒へと、治療を含めて対応を切り換えたというわけである。

亡くなった四名の遺体はすぐに司法解剖に回され、やはり死因は「青酸中毒」と発表された。

あるテレビ局から依頼を受けて、私がこの夏祭りの現場を訪れたのは、事件発生から四日後の七月二十九日のことだ。地方の町で起こった青酸混入事件という話を聞いていたので、撮影の合間に広場の隅々を丁寧に観察した。

このとき私が懸命に探していたのは、アリなどの小さな生物の死骸《しがい》だった。カレーを食べた人の中には、気分が悪くなってその場ですぐに嘔吐した者もいた。即効性毒物である青酸入りの嘔吐物をねらって、アリなどの小生物がこれに近づけばひとたまりもなく、「現場には多量の虫の死骸が転がっているはず」というのが三十年に及ぶ監察医の経験で培った私の読みだった。

しかし、この予想に反して、現場ではいくら探しても、虫の死骸はひとつも見つからなかった。警察発表にもとづいてテレビでは青酸混入事件という前提でコメントを残したものの、どこか釈然としない気持ちで現場を去ったのをいまでも覚えている。

その後、入院中の人々からは、発疹《はっしん》や手足のしびれ、赤血球や白血球、血小板が減少するなどの症状が出現した。即効性毒物である青酸を服用した場合、死ぬか回復するかといった結果しかなく、症状が長引くことはあり得ないからおかしな話だ。

これを不思議に思っていたところ、ほどなくして毒物分析を依頼された警察庁の科学警察研究所の検査結果が発表され、ようやく謎《なぞ》が解けた。カレーから検出されたのは、その名前を久しく聞いていなかった亜ヒ酸だった。

これに含まれているヒ素は、ナポレオンが活躍していた時代、ヨーロッパを中心に毒殺などに使われたものである。無色、無味、無臭で、少量を長期間投与すると、体に蓄積し、だれにも知られることなく相手は病気のように徐々に衰弱して死亡するため、毒薬の王様として恐れられた代物だ。

日本でも、江戸時代には島根県の鉱山で採られ、ネズミ捕りに使用されていた。昔ならいざ知らず、現代の日本ではヒ素による犯罪はほとんどなかったので、その名前が唐突に出てきたこの発表には本当に面食らった。

食中毒から青酸、さらには亜ヒ酸へと、警察が発表した毒入りカレーの混入物の中身は、わずか一週間の間にめまぐるしく変わった。医師の治療も警察の捜査も後手へ後手へと回り、この事件は当初から犯人に大きく振り回されていたという印象はぬぐいきれない。

「混入物は青酸」と当局が見誤った理由

警察発表でカレーへの混入物が青酸からヒ素へと変わったとき、メディアの中には「捜査ミスではないか」と指摘する声もあった。司法解剖の結果も「青酸中毒」とされていたから、真相はどうなのかと厳しい疑問を投げかけたくなるのも無理はない。

この件について、私もコメントを求められたものの、部外者に真相などわかるはずもない。一般論として考えられるのは、食中毒にしてはおかしいと考え、現場であわてて行った青酸予備検査の結果を担当者が誤って判断してしまったというこくらいだろうか。

青酸などの即効性毒物が使われた事件の場合、現場で簡単に検査できるシェーンバイン・パーゲンステッヘル法という予備試験を行うことが多い。青酸イオンはオゾンを発生しており、これがグアヤク試験紙に反応すると直ちに青色に変化するという仕組みを利用したものだ。鋭敏度が高く、早期に結果を知りたいときに行うのが通例である。しかし、あくまで予備試験なので、結果をそのまま鵜《う》呑《の》みにはできない。実際、この予備試験では青酸以外のものに反応を示すこともあり、私が現役の監察医時代に行ったときは、塩素に反応したことがあった。

また、シェーンバイン・パーゲンステッヘル法には、数分間放置しておくと、試験紙の薬品が徐々に酸化してゆっくりと薄い青色に変色するという落とし穴もある。初心者はこれを青酸反応と勘違いしてしまうこともあるので、その類《たぐい》のミスが迷走の原因になったと考えられなくもない。

予備試験の結果、現場で青酸反応を示しても、本来ならば本試験として[※1]ベルリン青反応やロダン反応などを見て本当に青酸かどうかを確認しなければならない。ところが、この事件の場合は、緊急治療を要する患者が多数出たこともあって、現場では早期の対応を求められていたのだろう。結局、この本試験を待たずに、不確かな予備試験の結果から判断してしまったために、警察の捜査も医師の治療も、青酸を前提にしたおかしな方向に動いてしまったというのが当時の真相ではなかろうか。

なお、司法解剖の結果も青酸中毒とされていたが、これはあくまで解剖終了直後の肉眼的診断から執刀医の感想を述べたものにすぎない。毒物事件の場合、最終診断はそれから数ヵ月後、すべての検査が終わった後に決められるものなので、これも致し方ないことだろう。

そうはいっても、司法解剖を行った執刀医が死者のメッセージをきちんと受け止めていれば、胃の中の状態で青酸か否かはすぐに判断できたのではないかという疑問は残る。青酸中毒の死体は、胃の粘膜が強アルカリによって赤くただれているという特徴がある。これは専門家が見れば一目瞭然《りようぜん》の所見のはずだ。また、胃を開いたときに、中から目には見えないが青酸ガスが出てくる。解剖に立ち会った者がこれを吸うと軽い頭痛がするため、そこで青酸に気づくこともある。

おそらくこの執刀医は、青酸中毒で亡くなった死体を解剖した経験がそれまでになかったのだろう。そうでなければ、青酸中毒などという見解を警察が早い段階で軽々しく発表することもなかったにちがいない。

ちなみに、この事件で使われたヒ素では胃粘膜に発赤やびらんは生じない。さらに胃内容や血液の全毒物検査をマニュアルどおりにやれば、もっと早い段階でヒ素と判定できたはずである。私自身、使用された毒物がはっきりしない死体を調べたときには、この方法でヒ素をはじめ、不明の毒物を検出していた。

むろん、これは変死体の検死を長く続けてきた経験がベースにあるからこそできたことだが、混入物の判断ミスが治療にも支障を来したことを考えると、残念でならない。法医学の適切な判断・対応が強く望まれる。

毒物を使った犯罪は、検視ないし検死を行う者がひと目見て死因を特定できるという単純なものばかりではない。

かりに司法解剖などから薬物をすぐに検出できても、それがいつだれの仕業で体内に入れられたのか、因果関係を証明する難しさが常にこの種の捜査にはつきまとっている。実際、保険金をねらった犯罪の中には、この証明の困難さを悪用して、犯行に毒物を使うケースが最近特に増えている。保険金がらみのこの種の犯罪を防ぐためにも、毒物犯罪にきちんと対抗していけるシステムづくりを急がなければならない。

旅先で妻をねらった保険金殺人事件

旅行中の女性が、突然発作を起こして倒れ、旅先の病院にかつぎ込まれた。その時点ではすでに意識不明の状態で、病院の医師は意識を回復させるために必死に手を施したが、その甲斐《かい》なく女性はまもなく死亡した。

このようなケースは、そう頻繁にあるとは思えないが、まれにあったとしてもおかしくはない。第三者が聞いても、「亡くなった方には誠にお気の毒だが、そのようなこともときにはあるだろう」という程度の認識である。

治療を行った医師にしても、この印象はさほど変わらないだろう。旅行者で初診の患者であれば、どんな病歴の持ち主かなどわかるはずがない。「病気による発作」という決まり切った結論を下すのは自然なことで、その際、たとえ患者を死に至らしめた病気を特定できなかったとしても、「かぎられた短い診療時間内で判断するのは難しいケースもある」と、さほど気にもとめられないにちがいない。

一九八六年五月二十日、沖縄県で起こったケースは、当初そのような印象をまわりに与えた。

南の楽園を旅していた女性（当時33歳）は、不思議なことにそれまで一緒に沖縄旅行を楽しんでいた夫と離れて別行動をとり、やはりこの旅行に同行していた友人と一緒に石垣島を訪れた。そして、その宿泊先のホテルで突然発作を起こして意識不明の状態になり、病院に運ばれて治療を受けたが回復することなく、そのまま帰らぬ人となった。

まれにあったとしてもおかしくはない、旅行中の不幸な突然死に思えたこの事故の驚くべき真相は、やがて明らかにされる。手当てを施した医師は、死因となった病気を特定できなかったものの、曖昧《あいまい》な事後処理をせず、医師法第二十一条にもとづいてきちんと警察に変死届を出したからだ。そのことが功を奏して、やがて世間を震撼《しんかん》させる保険金殺人事件の発覚へと至ったわけである。

沖縄県には監察医制度こそないものの、警察に変死の届け出をすれば、法医学の専門家による検死が受けられる類似の制度が当時からきちんとできあがっていた。検死でも死因がはっきりしない場合、専門家の判断で行政解剖が行えるという、なかなか優れたシステムだ。

このシステムにもとづいて、琉球《りゅうきゅう》大学医学部法医学教室の専門家が警察官立ち会いの下に、女性の遺体の検死を行った。その結果、死体には外傷はなく、病死とするにも病名を特定できる所見が見当たらなかったので、死因を明確にすべく、行政解剖を行うことになったのである。

結論からいえば、解剖が終わった時点でも、「やはり病死ではないか」という判断が下されていた。死因となるはっきりした病的変化はなかったが、心臓の栄養血管である冠状動脈の硬化が見られ、肉眼診断では心筋梗塞《こうそく》に思えたからだ。

執刀医は、若い女性の心筋梗塞という特殊なケースに疑問を抱きつつも、死体所見に従うことにした。組織検査や薬化学検査はまだ終わっていなかったにせよ、その時点ではそれが最も妥当な結論だったということだろう。

ところが、突然死から数日ほど経って、重大な事実が発覚した。事件性がないと思われたこの件を警察が調べていたところ、彼女の夫のまわりで、わずか五年の間に、実に三人の妻が次々と急死していたことがわかったのだ。

事態はここから、予期せぬ新たな展開を迎えた。

毒物トリカブトが検出されるまで

警察が疑惑の目を向けた夫の一番目の妻が亡くなったのは、八一年七月のことだ。発作を起こして病院に収容されたが、医師の治療の甲斐なくそのまま死亡した。このときの死因は、急性心不全と診断されている。

次いで、二番目の妻が、八五年九月に亡くなった。夜、突然胸が苦しくなって救急車で病院に運ばれ入院したが、手当ての甲斐なく翌日死亡してしまったのだ。やはり死因は、急性心不全だった。

一番目の妻のときは、保険はかけられていなかったが、二番目の妻の死で夫は一千万円の保険金を手にしていた。沖縄を旅行中に起こった三番目の妻の突然死は、それから一年足らず後のことだ。このとき彼女には一億八千五百万円もの保険がかけられており、一連の流れを追えば、警察が「かぎりなく怪しい」と不審に思ったのも当然のことだ。

一番目と二番目の妻の突然死は、いずれも病死という死亡診断書によってすでに葬られている。物証もない古い話で、捜査も難しいため、警察は三番目の妻の死の真相解明に絞って捜査を行った。

この捜査の過程で明らかになったのは、夫が、亡くなった妻と知り合って半年で結婚したということだ。その一ヵ月後、妻に高額の生命保険がかけられ、さらにそれから二ヵ月後に夫婦は沖縄旅行に出発した。その末に、妻は旅先で急死したわけだが、状況だけを見れば、夫に疑惑の目を向けないほうがむしろ不自然なくらいだ。

このときの解剖は、医師の判断で行う行政解剖だったが、「状況その他に疑惑がある」と判断した警察は、司法解剖と同じように執刀医に鑑定書の作成を依頼した。妻の死になんらかの毒物が関与していると見た執刀医も、この毒物を特定すべく検査に乗り出した。

ところが、痙攣《けいれん》をともなって亡くなったことまではわかったが、従来どおりの方法では、どうしてもこの毒物を検出することができない。そこで、東北大学薬学部の専門家に相談し、検査を依頼したわけである。

この間にも、一億八千五百万円の保険金の受取人である夫は、「死因は心筋梗塞による病死」と主張して、保険会社に対して保険金の支払いを再三要求していた。しかし、保険金殺人の疑いがあると見ていた保険会社は、これをかたくなに拒んだ。そこで夫け、保険会社を相手取って民事訴訟を起こすという大胆な行動に出た。

殺人の疑惑があっても、これを証明するだけの証拠がなければ、犯人は法廷で裁かれることも、罪に問われることもない。三番目の妻を死に至らしめた毒物が特定できず、また、妻の死と夫との因果関係が証明できない以上、警察もそれ以上の動きを起こすわけにはいかない。

一方、毒物の検査を依頼された専門家は、病状や死亡までの経過から、ある毒物の可能性が高いと判断して密《ひそ》かに作業を進めていた。その末に、当時の技術では難しかったアコニチンという毒物の検出に成功したが、この時点で事件からすでに一年近くを経ていた。

優れた検死システムが事件の迷宮入りを防いだ

保険金の支払いを求めた民事裁判は、一九九〇年二月、第一審で夫側の勝訴となった。しかし、これを不服とした保険会社は、すぐに控訴している。

妻の行政解剖を担当した執刀医が鑑定証人として法廷に立ったのは、まさにその控訴審の最中のことだ。東北大学の分析結果をもとに、その場で「死因は心筋梗塞ではなく、トリカブト※2に含まれているアコニチン中毒だった」と爆弾発言を行い、そこから形勢は一気に逆転した。

アコニチンは、モルヒネやコカインなどと同じアルカロイド系の毒物だ。致死量は二、三ミリグラムで、服用すると中枢神経が侵され、酩酊《めいてい》状態を呈しつつ、皮膚や胃が焼きつく感じになる。そして、呼吸困難から、痙攣を起こして窒息、急死する。

この猛毒は、トリカブトという植物の根に含まれている。その昔、アイヌの人々はこれを矢じりに塗って熊を射たというが、時代劇などでおなじみのように、江戸時代には権力闘争などにからんで暗殺にも使われていた。日本ではそれほど一般的な毒物だったが、最近では青酸や農薬などにとって代わられ、いつの間にか忘れ去られた存在になっていた。

その毒物が使われたとする、民事裁判の控訴審で投げかけられた執刀医の爆弾発言の影響は大きかった。この一件は以降、妻に高額の保険をかけ、病死と見せかけて殺害した保険金犯罪事件として、新聞やテレビで連日大きく報道された。

沖縄を殺人の舞台に選んだのは、「本島を離れさえすれば警察の捜査も甘くなる」という安易な発想からにちがいない。まして夫妻は旅行中の身であり、知り合いもいない土地で妻が夫と別行動をとっている最中に急死したとなれば、一般的に考えれば夫に嫌疑が及ぶはずはなかった。

ところが、完全犯罪をねらって、あえて沖縄という地を選んだところに落とし穴があった。長らくアメリカの統治下にあった沖縄は、変死体に対する病院側の意識が高く、怪しいと判断されたものはすべて警察に変死届が提出されて法医学の専門家が検死を行うといった、監察医制度にたいへんよく似たシステムが早くからできあがっていたのである。

いわゆるトリカブト毒殺事件は、こうして白日の下にさらされ、殺された女性の無念は晴らされた。

このように、法医学の専門家が変死体の検死を行うシステムがきちんと確立していれば、この種の事件が迷宮入りする危険性が低くなるのはまぎれもない事実だ。保険金殺人が闇から闇へと葬られるのを阻止するために社会はこれにどう対抗すべきか、この事件はそれを訴えていたように思えてならない。

※1ベルリン青反応やロダン反応……検体を試験管に採って、硫酸第一鉄、塩化第二鉄を加えてアルカリ性の状態にしたものを硫酸酸性にすると、青酸が存在していれば青色を呈する。この原理で青酸の有無を判断するのがベルリン青反応である。一方のロダン反応は、検体の入った試験管に黄色硫

化アンモン、塩酸などを入れて弱酸性とし、稀塩化第二鉄液を加えると、青酸が存在する場合はロダン鉄の血赤色を呈するという原理。

※2トリカブト……キンポウゲ科の多年草。塊根を乾かしたものを烏頭《うず》、附子《ぶし》といい、猛毒であるが生薬とする。

4

暴かれた完全犯罪の野望

——ある放火殺人事件から

被害者は、火災発生時には死んでいた

保険金がらみの事件に巻き込まれて殺された死体は、いかにも病気や事故で亡くなったかのように偽装されるのが常だ。

受取人が犯罪に関わっていれば、保険会社が保険金を支払うこともなければ、当然その義務もない。だからこそ犯人は、完全犯罪をねらってあの手この手と画策してことに及ぶわけである。

この事件の犯人の場合、殺害した被害者の死体そのものを火事によって焼失させてしまおうと考えたようだ。死体が完全に焼け尽くされることはなくても、まさか焼死体から絞殺の事実までがわかるわけがないと思い込んでいたのだろう。まさに、素人の浅はかな考えだった。

事件は、ある地方の小さな町で起こった。住宅街の一軒家が未明に火事になり、全焼した住宅の焼け跡から成人した女性（当時25歳）と、二人の子ども（それぞれ同3歳、同7ヵ月）の死体が見つかった。

火事の第一発見者は、一家の主《あるじ》（同27歳）で、朝四時半頃帰宅したときに火の手が上がっていることに気づき、すぐに火を消そうとした。ところが、火の回りがあまりに早く、妻子を助けることができなかったという。

消火後の警察の現場検証によって明らかになった火災原因は、ガスストーブの不始末である。母親は布団の中で寝たままの状態で亡くなっており、生後七カ月の子どもも身動きすることもできずに事切れていた。また、三歳の子どもは煙と炎の中で苦しみもがいたかのように、布団からはい出した状態で亡くなっていた。

このケースは、病死などのいわゆる内因死ではないので、現場では警察関係者による検視が行われた。その際に、「犯罪に巻き込まれた可能性がある」と判断され、遺体は、大学の法医学教室で司法解剖されることになった。そのときの結果をわかりやすく解説するとこうだ。

うつ伏せで亡くなっていた三歳の子どもは、体の背面こそ頭から足まで黒色炭化状に焦げていたものの、前面はほとんど焼けていなかった。側胸部や側腹部は、やけどのある皮膚と通常の皮膚との境目が紅色を呈し、水疱《すいほう》を形成していかにも生前に負ったやけどであるという反応を示していた。

切開して詳しく調べたところ、気管粘膜には黒い炭粉が付着し、食道と胃の入り口付近の粘膜にも唾液《だえき》に混じって炭粉が飲み込まれていた。また、血液はガス中毒時の特徴である鮮紅色に変化しており、化学検査によって一酸化炭素ヘモグロビンが五〇パーセント検出された。

これらは火災の中で呼吸をしていた証拠で、つまり、この三歳の子どもは火災の最中に亡くなったことを意味していた。先ほどのやけどの状態もそうだが、いずれも焼死体に見られる典型的な所見なので、ほぼ同じ状態を呈していた七カ月の乳児も含めて、二人の子どもの死因は迷うことなく「焼死」と判断された。

なお、死亡時間は、火災の最中の午前四時四十分頃である。

問題は母親だ。あお向けの状態で発見された死体は、腰のあたりまで布団がかけられていたため、布団から出た上半身のみが黒色炭化状に焦げていた。その他の部位は布団にカバーされて、比較的やけどは少なかった。

死体の背面には、暗い赤褐色の死斑《しはん》[※1]が中等度に出現していた。やけどのある胸部付近の皮膚と、やけどのない腹部の皮膚の境目には、紅色のやけどの反応も水疱の形成もなく、ちょうどするめを焼いたような感じだった。

また、気管を開けて調べてみると、炭粉の吸引や付着した様子もなかった。血液は暗赤褐色で、化学検査の結果は、一酸化炭素ヘモグロビンも陰性で、アルコールその他の毒物も検出されていない。胃内容は未消化状態で、これらの事実から、食後間もない時間でかつ火災の起こる前にすでに死亡していたことがわかった。

ところが、上半身が黒色炭化状に焦げているので、病死ではないようだが他殺とも言い切れない。肝心の死因が特定できないのである。かりに絞殺※2や扼殺《やくさつ》であれば、ひもや手で首を絞めたときに索溝が残ったり、呼吸困難で顔面が鬱血《うっけつ》したりするものだが、その部分が焼却されていたので判断できなかった。やはり絞殺や扼殺のときに現れやすい、頸部《けいぶ》の筋肉の出血や、舌骨や甲状軟骨、気管軟骨などの骨折もこの死体にはなかった。

この司法解剖の結果、執刀医は他殺という疑いを抱きつつも、肺の鬱血、肺胸膜下の溢血点《いっけつてん》※3、気管粘膜の充血などから、「病死ではない、なんらかの原因による急性窒息死」という曖昧《あいまい》な判断しか下せなかった。

ちなみに、死亡時間は、火災発生前の午後八時三十分頃とされた。警察はこれを受けて、殺人放火事件の可能性が高いと見て、すぐに捜査を開始する。

被害者の夫が見せた疑惑の行動

疑惑は、火事の第一発見者である夫に向けられた。警察の捜査で、事件のわずか三カ月前、家屋に一千万円の火災保険、妻には三千万円、子どもに一千万円の生命保険がかけられていたことがわかったのも理由のひとつだ。

また、夫には愛人がいて、この浮気を知った妻に対して夫が暴力を振るうなどしていたため、夫婦仲は最悪の状態。その一方で、愛人からは、妻と別れて結婚することを約束させられていたなど、動機の面から見てもこの夫が疑われるのは当然といえた。

事件当日の夫の行動も、本当に不可解そのものだった。この日の夕方、夫は愛人と密会していたが、午後七時頃には彼女と別れて、一時間ほどパチンコに興じた。そこから一度は自宅近辺まで戻ったものの、酒を飲もうと思って一〇キロほど離れた繁華街まで足を運んだ。しかし、気に入った店を見つけられないのでそのまま市内を一時間ほど歩き、さらに一〇キロほど離れた歓楽街にあるソープランドで遊んでから、深夜、自宅近辺に戻ったというのである。

それからの行動がまた、謎《なぞ》めいている。自家用車で帰宅した夫は、車を自宅から遠く離れた場所に停め、やはり自宅から三〇メートルほど先で缶ビールを飲み、タバコを吸いながら時間をつぶすように過ごした。

そして、午前四時半頃、帰宅して自宅のドアを開けたところ、突然爆発が起こって、あっという間に炎が家屋を覆ってしまったという。これが、本人が警察で供述した大まかな内容である。

むろん、警察は、これを額面どおりには信じなかった。

一度自宅付近まで戻った後、酒を飲もうとして一〇キロほど離れた繁華街に足を運んだまではいいにしても、気に入った店がないので「そのまま一時間くらい市内を歩いた」のは、証人もいないしどう考えてもおかしい。また、深夜に自宅近辺に戻ったとき、あえて車を自宅から遠く離れた場所に停め、家にはすぐに入らず、缶ビール片手にタバコを吸いながら時間をつぶしていたというのも明らかに不自然な行動だ。

夫への事情聴取なども含めて捜査を進めながら、警察は徐々に事件の全貌《ぜんぼう》をつかんでいった。「妻を殺したのは、まちがいなく夫だ」と、このときの捜査関係者のだれもが同じ印象を抱いていた。

そもそも妻の遺体にはだれかと争った形跡もなく、かりに殺されたとすれば、妻が心を許している顔見知りの犯行である可能性が高かった。

犯行時刻は、「気に入った店もなく、一時間くらい市内を歩いた」と話していた時間が最も怪しく、そのときにかぎって夫に明確なアリバイがないのはどう考えても不自然だった。

おそらく、自宅付近に戻ったときに、妻を絞殺ないし扼殺したのだろう。その後に妻の遺体を布団に寝かせ、そばにあるガスストーブのまわりに新聞紙などの可燃物を置いて簡易時限発火装置にしたのではないか。これが、警察が推理した今回の殺人放火事件計画の中身だった。

自宅から二〇キロも離れた歓楽街にあるソープランドへ夜遅くに足を運んだのも、いわばアリバイづくりだというわけである。その間にわが家は火災に見舞われ、自分が深夜に帰宅したときには、家も妻の遺体も焼失し、すべてがなくなって完全犯罪が成立しているはずだった。

ところが帰宅してみると、家は燃えることなくそのまま残っていたから驚いた。不安を抱きつつ、火の手が上がるのを辛抱強く待っていたのだろうか、自宅のそばに落ちていた缶ビールには夫の指紋がついており、数本のタバコの吸い殻に付着していた唾液の血液型は夫と同型で、供述にはかなりの無理が感じられた。

しかし、いくら待っても火災は発生せず、夫はついにしびれを切らした。そして、自宅に戻って自ら火を放ったか、あるいは放射熱ですでに着火した状態にあり、供述どおりドアを開けた瞬間に爆発したということなのかもしれない。

いずれにせよ、警察の見方では「夫が犯人」だったが、いかんせん証拠がなかった。司法解剖の結果からして、死因が明確にされていないので、これでは犯人逮捕もおぼつかない。

捜査は、暗礁に乗り上げた。

錐体内に残された死者からのメッセージ

この事件の捜査関係者が、当時まだ現役の監察医だった私のもとを訪れたのは、事件発生からすでに一年半を経過した頃のことだ。殺人放火事件としてなんとか立件できないものかと、司法解剖の記録、証拠写真、その他すべての資料を再検討する過程で、私に意見を求めてきたのである。

このとき、死体所見からものを考える私の目にとまったのは、解剖時の記録写真の中にあった頭蓋底《※4ずがいてい》を写した一枚だった。

脳は、その変化が死因になることの多い重要な臓器なので、解剖時にしっかり観察されるが、これを取り出した後の頭蓋底は、普通は一瞥《いちべつ》される程度である。頭部外傷で頭蓋底骨折がある場合は骨折状態を丹念に記録するものの、そうでないケースでは頭蓋底の骨の変化などは死因となんら関係がないと判断され、執刀医もほとんど関心を示さないのである。

ところが、実際はこんなところに死者がメッセージを残してくれることもあるから見逃せない。私は頭蓋底の変化に常々興味を持っており、解剖したケースでは必ずこと細かく状態を記録していた。

頭蓋底のほぼ中央から左右の耳にかけて、山の峰のように盛り上がっている錐《すい》体《たい》という骨がある。耳の穴の奥にある中耳や内耳を取り囲んでいるものだ。このケースでも捜査関係者が提示した写真に、この錐体内にある淡青藍色《たんせいらん》に変化した鬱血《うっけつ》の所見がしっかり写っていたのである。

「なるほど。錐体内に鬱血があるわけですね」

私がそう話すと、相手は驚いた表情を見せた。

錐体内の鬱血や出血は、泳げる人が溺《おぼ》れたときなどによく見られる所見だ。

遊泳中、呼吸のタイミングを誤ると、鼻から水を吸い上げる。その際、中耳に加わった水圧が錐体内に鬱血や出血を生じさせることがあり、そうすると内耳の血液循環が乱れて三半規管の機能が低下し、平衡感覚がとれなくなってしまうのである。これを私は、泳ぎの上手な人が背の立つ浅瀬で溺れるメカニズムとして、学会で発表したことがある。

焼死体で見つかった死体は、溺死《できし》のケースとは明らかに異なるものの、錐体内に鬱血があってもなんら不思議ではなかった。首を絞められた場合も、そこを通る血管が圧迫されて、錐体内に鬱血が生じるからだ。

普通、心臓から出ていく外頸《がいけい》動脈は血管壁が厚く、筋肉の深い部分を通っているので頸部を圧迫しても、動脈は圧迫を受けにくい。しかし、心臓に戻る静脈は血管壁が薄く、皮下の浅いところを通っているから、頸部を圧迫すれば、静脈も圧迫されて血流がよどむので、顔には暗赤褐色の鬱血が生じる。その際、顔や頭蓋骨に分布する外頸動脈も影響を受けることになる。したがって顔面が鬱血しているときは頭蓋骨にも鬱血ができるのである。

すなわち、錐体内に鬱血があるのは、首を絞められた証拠でもあったのだ。

それでもなお、この捜査関係者は、

「かりに絞殺ないし扼殺《やくさつ》ならば、首を絞められたときに生じる舌骨や甲状軟骨、気管軟骨などに骨折がなければおかしいのではないか」

と、食い下がってきた。

私は、過去の事例をあげながら、幅の広いタオルや襟巻きなどで首を絞めると骨折のない場合があることを説明した。

また、生命保険に加入する際に診断を受けた医師の供述調書を見ても、急性心疾患で死亡するような体質を表す所見はなかった。したがって他殺手段による窒息死と考えるべきであろうと伝えたところ、最後は納得した様子で帰っていった。

後日、私はこの捜査関係者からの依頼を受けて、以上のことを鑑定書にまとめて提出した。これを受けて、警察は夫を殺人放火事件の容疑者として逮捕に踏み切ったため、事件解決に向けて、事態は加速的に動き出した。

かぎりなくクロに近い容疑者を自由にした推定無罪

結局、夫は、妻の絞殺と二人の子どもの放火殺人の罪を問われて起訴された。

そして、八年半にわたる裁判の末に、妻殺しの罪で懲役十四年の判決が下された。

公判がこれほどまでに長引いた理由は、夫の犯罪を証明する決定的な物的証拠も、本人の自白もなかったからだ。「証拠がないから、この裁判は勝てる」とでも考えたのか、取り調べの最中から完全に黙秘してしまったため、裁判では検察側も苦戦を強いられた。

検察側は、被告人の不審な行動など状況証拠を積み上げる形で、犯罪を証明しようとした。私が行った鑑定のほかにも、科学捜査研究所で同じガスストーブを使った時限式放火装置の実験まで行っていたのである。

ところが、いずれの証拠も、「妻を殺した」とまでは認められても、「その後に放火した」と裁判官が断定するまでには至らなかった。二人の子どもが焼死したという悲劇は、この時点でいわば黙殺されてしまったわけである。

それからさらに三年後、二審では妻殺しの有罪判決までもがくつがえされ、被告人に逆転無罪の判決が下った。証拠なき難事件とされたこの裁判は、結局、被害者の無念がまったく晴らされることのないまま幕を閉じた。

せめてもの救いは、疑わしきは払わずの姿勢で保険会社が臨んだため、多額の保険金の支払いが阻止されたことくらいだろうか。

この裁判で、弁護側は妻の死は病死だと主張したが、一、二審ともに退けられ、裁判官は私の鑑定結果どおり「妻は絞殺された」と判断している。それでも有罪判決が下されなかったのは、結論から言えば、「夫が殺したという証拠はない」という理由からで、それが二審での裁判官の見解だった。現行の証拠裁判の宿命とでもいうべきなのか、これはこれで致し方ない結末なのだろう。

しかし、それならば、外部からの侵入の形跡もなく、無抵抗のままに倒れていた妻は、いったいだれに殺されたというのか。また、なにも知らず、安らかに眠っているときに殺された子どもたちの無念を思うと、いまだに憤りを禁じ得ない。夫が無罪を勝ち取ったのは、事件当日の不審な行動に対しても申し開きをすることなく、逮捕後も一貫して沈黙を守ってきたからにすぎない。むろん、罪もない人を裁く冤罪《えんざい》は、絶対にあってはならないことだ。確たる証拠がなければ、決して罪に問われることがないのはそのためだが、世の中にはこれを逆手に取って、保険金を目当てに完全犯罪を目論む輩《やから》が現実にいることも決して忘れてはならない。

そんな輩に声を大にして言いたいのは、人を殺してから死体とともに現場を焼却したところで、完全犯罪は絶対に成立しないということだ。事実、このケースでも、焼死体が残したわずかなメッセージから、他殺であることが発覚したのである。

結果的に、犯人を特定できなかったが、被害者が事故でなく犯罪に巻き込まれたことがわかれば保険会社の審査も厳しくなる。完全犯罪をねらったところで、結局は保険金の受け取りもあきらめざるを得ないという厳しい現実があることを広く世間に知らしめることが、亡くなった妻と二人の子どもへのせめてもの供養だと私は考えている。

※1死斑《しはん》……死後、二、三時間を経て皮膚に生じる紫色の斑点のことを指す。下側になった体の部分に血液が沈降するために生ずる現象。

※2絞殺や扼殺……絞殺は、ひもや縄などを使って首を絞めて殺すことをいい、扼殺は、手や腕で首を絞めて殺すことをいう。

※3溢血点《いっけつてん》……鬱血状態が長く続いた場合、毛細血管が破綻《はたん》して小さい点状出

血を生ずるが、これが溢血点である。

※4頭蓋底《ずがいてい》……頭蓋骨の中に脳は収まっているが、その頭蓋骨の上の部分を頭蓋冠といい、脳をのせている頭蓋骨の下の部分を頭蓋底という。

5 多額の保険がかけられた転落事故の真相

過失転落死の代償は「保険金二十五億円」の怪

建築会社の社長（当時61歳）が、工事現場で亡くなった。五階建ての公営住宅の屋上で作業をしていたときのことで、そこから誤って転落したという。

事故の知らせを受けて、警察が現場に駆けつけて調査を行った結果、「事件性はない」という判断が下された。ところが、念のために詳しく調べてみると、社長には生命保険ないし損害保険が合わせて十件、総額二十五億円もかけられていたことがわかった。

受取人は、死亡した社長の妻や本人が経営していた会社だ。ただし、会社といっても従業員五人程度の零細企業だから、その経営者に二十五億円もの保険をかけるというのは不自然である。

保険金殺人事件の可能性がないか、すぐに捜査が進められた。結論から言えば、死体にも現場の状況にも、他殺と判断できる様相はどこにも見当たらず、本件は事故死として処理された。

合わせて二十五億円の保険契約を結んでいた七社の保険会社は困惑した。契約を交わしている以上、契約者が亡くなったら保険金を払うのがスジである。しかし、このケースの場合は、いかんせんその額が異常だったからだ。

しかも、保険に加入した時期が微妙で、社長が死亡した前年に計八億円、亡くなったその年に計十二億円の新たな保険契約を交わしていた。保険金目当ての犯罪ないし自殺という疑惑はぬぐいきれず、受取人から出された支払い請求にはすぐに応じられない。保険会社同士は連絡を取り合い、慎重に調査を進めた。

保険会社のこの対応に、受取人の妻らはしびれを切らした。実は、亡くなった社長が経営していた会社の経営状態は、当時それほど思わしくなかったからだ。すぐにつぶれる状態にはなかったにせよ、運転資金としていくらかを入れてもらいたいという気持ちが強かった。

結局、交渉ではらちがあかず、保険会社を相手取って保険金の支払いを求める民事訴訟を起こしたのである。

対応に苦慮した保険会社側から私に相談が持ちかけられたのは、まさにその最中のことだ。経緯からみて、保険金をねらった犯罪ないし自殺であることは明白である。そこで、「死体所見からなんとかそれを証明できないものか」というのが相談の趣旨だった。

通常、生命保険には、契約して一年以内の自殺には保険金を支払わないという特約がある。被害者の死因が、原告が主張する事故死でなければ、これにもとづいてあまりに高額な保険金の支払いを拒否することも保険会社側としては可能だ。せめてその程度のことができないものか、おそらくワラにもすがる気持ちで私を頼ったということにちがいない。

資料によれば、社長は改修工事を行っていた五階建ての公営住宅の屋上、高さにして一五メートル程度の場所から転落した。発見されたときの状況は、頭を建物とは反対の方に向けて、建物から七〇センチほど離れた場所にあお向けで倒れていた。建物の前には植え込みがあったので、落下した被害者は下半身をちょうどこの中に突っ込むようにしていたという。

転落前に作業を行っていた屋上の工事現場には、プロレスやボクシングのリングのような転落防止用のロープが二本、周囲に張り巡らされていた。

足下から七一センチと一〇六センチの高さにあるこのロープに防御されること

なくくぐりぬけ、誤って転落したとするのはたしかに不自然だった。

死体所見から落下時の状況を推察

裁判で妻たち原告側は、「社長の死は過失事故である」と強く訴えた。そして、転落時の様相は以下のとおりだと主張した。

事故当時、社長は、屋上で中腰になって作業をしていた。そのままの状態で後ろに下がったために、いつの間にか高さ七一センチの下段の転落防止用ロープをすり抜けてしまったわけである。そのとき、屋上の辺縁にあった雨水止めの出っ張り部分につまずいて、尻《しり》もちをつくように後方へ転落したという見方だ。

社長の死体検案書には、両大腿《だいたい》骨頸《けい》部《ぶ》骨折、骨盤骨折、腰椎《ようつい》突起骨折、頸椎骨折ならびに頸髄損傷、多発性肋《ろっ》骨《こつ》骨折などの所見が書かれていた。これを原告側の主張する転落時の様相に当てはめて考えてみると、明らかにおかしい。

原告側の言うとおり、不慮の事故で後方に転落したとするなら、落下時の姿勢は頭を下にしていなければならない。しかし、死体検案書は、頭部から着地した際に生じる頭蓋《ずがい》骨粉砕骨折や頸椎骨折など、上半身の損傷の所見を主体にして書かれてはいないのである。

また、とっさの事故の場合、落下中は防御姿勢をとって頭部をかばうなどするものだが、そうした所見もまったくなかった。

それ以前の問題として、原告側の主張する転落方法では、発見時の被害者の姿勢にはなり得ないという問題もあった。

普通、尻もちをつくように後方に落下すれば、頭部から着地して、逆立ち状態から頭部が建物に近い方に位置したうつ伏せ状態へと移行する。それが、現実にはこれとは正反対の状態で発見されているのだ。

かりに、なんらかの理由で落下後にあお向けになったとしても、足や下半身がもっと建物に近い場所になければ不自然である。

すなわち、原告側の主張どおりに考えた場合、状況と死体所見がどうしても一致しない。これは、状況の考察が合理的ではないことを意味していた。

それでは、死体に残された骨折などの所見から推察される、落下時の実際の様相はどんなものだったのだろうか。

死体所見の中でも、特に私が注目したのは、両大腿骨頸部骨折だった。この損傷は、着地時の姿勢が足を下にした垂直位で、下肢、軀幹《くかん》（頭部、四肢を除いた胴体部分）、頭部がほぼ直立姿勢のまま両足を同時に着地させたことを意味していた。そうでなければ、両足同時に大腿骨頸部骨折が生じることはあり得ない。

この場合、転落した体には加速度がついているため、普通なら両足が同時に着地した瞬間には両足関節の骨折も生じる。

しかし、このケースでは、植え込みがクッション代わりになったせいか関節部分に骨折は見られず、その代わりに両足大腿骨を支えている骨盤が、落下時の強い衝撃でやられて骨盤骨折を生じていたようだった。

次いで社長は、尻もちをつくように両臀部《でんぶ》を着地させたのだろう。腰椎突起骨折は、そのときに生じたものと思われる。

同じメカニズムで、頭部を支える頸椎は上下に圧迫され、やはり頸椎骨折を生じた。その際、頭部が前下方に向かって過屈曲したために、頸髄損傷まで形成したということだろう。

次の瞬間、両下肢を伸展させたまま、体は「く」の字ないしエビのように、前かがみに強く屈曲したものと思われる。その際、前胸部は自分の両大腿部に強く打ちつけられ、多発性肋骨骨折を生じた。

その後、上半身は反動で起こされ、発見時のあお向けの状態になった。以上が、死体所見から導き出した私の見解である。

保険会社が支払った高すぎる授業料

この推察から、屋上から転落したときの様相まで想像することも可能だ。最も可能性が高いのは、社長はまず、屋上辺縁に張り巡らされた転落防止用ロープの外側に出て、高さ一〇六センチにある上段ロープをお腹の前のあたりでつかんでいたという姿勢だ。そのまま後方へやや跳ねるように飛び出しながら、同時にロープを離したものと思われる。

この方法ならば、一五メートル程度の高さからなら直立状態を保ってそのまま落下することは可能だ。前後の方向への姿勢の転換も起こらないので、着地後、先ほどの説明のような状態を呈しながら、建物から七〇センチ程度離れた地点に倒れたとするとつじつまが合う。

ちなみに、落下直前の姿勢が、立っているか座っているかは、このケースではあまり関係がない。いずれにせよ、落下姿勢が垂直位であることに変わりがないからだ。

落下直前の姿勢がこれ以外なら、体が建物から離れるときに回転力が働いたり、落下時に頭部をかばうなどの防御姿勢をとるといった状況が考えられる。いずれの場合も、両足をそろえて同時に着地することはあり得ず、死体所見とは明らかに異なる。

かりに、空中での回転の周期の関係で、偶然そうなったと考えることにしよう。この場合は、体が開く方向に慣性が働くはずである。そうなると、後方に転倒しながら前かがみに屈曲したときに生じたと思《おぼ》しき、多発性肋骨骨折の所見が説明できない。落下直前の姿勢は先のような状態でなければ、いずれにせよ矛盾が出てくるのである。

これらのことから、過失による事故か自殺など故意によるものかを問われれば、自分の意思で落下したとする自殺行動が妥当と判断せざるを得ない。意見書にもその旨を書いたが、死体所見から見れば、これ以外の結論は考えられないのである。

裁判官は、私の見解を全面的に採用し、社長の死を「保険金目的の自殺だった」と認定した。しかし、死亡の一年以上前に加入した保険契約は有効なので、その分の保険金計五億円の支払いを保険会社に命じた。

保険会社側は、社長の自殺は保険金を不法に得る目的で行ったもので、公序良俗に反するので契約は無効だと当初から必死に訴えていた。この主張は認められず、第三者の立場でこの紛争を眺めれば、双方痛み分けという結末だった。

わずか二年のうちに、二十億円もの生命保険をかけるなど常軌を逸している。ましてこれを自らの命と引き換えに得るなど、信じがたい話である。

それ以上に問題なのは、多額の保険への加入を安易に許す保険会社の姿勢である。事件が起きてから、「怪しいからなんとかならないか」と騒ぎ立てるのでは遅すぎる。

人の命は、金で買えるような軽いものではない。いざというときのリスクを補償し、安心を与える保険制度はすばらしいものだが、これが逆に人々の命を奪う原因になっているならば、加入時の審査を厳しくするなど、保険会社としても防止策を講じていかなければなるまい。

そうでなければ、今後とも保険金がらみの犯罪は決して減らないだろう。この一件は保険会社にとっても自らの姿勢を正すいい機会になったと思われるが、それにしても保険金五億円の支払いはあまりに高すぎる授業料だった。

アメリカ西海岸で起きた墜落死事件

この事件も、争点は自殺か事故死かだった。事業に失敗して多額の負債を抱えていた日本人貿易商が、アメリカ西海岸のホテルの四階バルコニーから転落死した一件だ。

地元の警察の検視の後、すぐに検死局で法医学の専門家による行政解剖が行われた。その結果、転落か自殺かがはっきり特定できないという結論に達した。

貿易商には日本の保険会社数社に、合計三億円近い保険がかけられていた。受取人である妻は保険会社に支払いを求めたが、転落原因がはっきりしないために支払いを拒まれた。そこで、保険会社を相手取って、保険金の支払いを求める民事裁判を起こしたという。

この裁判の途中、遺族側は「過失事故死」を証明しようと、専門家に事故の鑑定を依頼した。選ばれた鑑定人は、日本のある大学で教授を務める法医学の大家である。彼は現地の検死官の記録、警察の捜査報告書などを参考にして検討を行い、そこから過失事故死という結論を下した。裁判所はその意見を全面的に採用し、酒に酔ってバルコニーの手すりに腰かけ、誤って転落した可能性が高いと判断したというのが大まかな流れである。

ところが、事業不振から貿易商に多額の借金があるという事実を独自の調査でつかんでいた保険会社は、裁判所のこの判断に納得がいかない。保険への加入も事故の直前で、明らかに疑わしいからだ。担当者は、なんとか鑑定がくつがえらないものかと専門家たちに相談しては断られ、ようやく私のもとを訪れたということだった。

過失か自殺かは不明、あるいは過失とする判断は、アメリカの検死官や日本の法医学者が十分に検討した上で出されたものである。私の出る幕はないと思い、この依頼を即座に断ることにした。

しかし、ほかに頼るところもなく、すでに退路を断たれていた担当者は、なおもしつこく食い下がる。テーブルの上に勝手に資料を広げ、事件概要の説明まで始め、私は弱り果てた。

そして、その資料をなに気なく見ているうちに、一枚の写真にくぎづけになった。被害者の両大腿《だいたい》骨背面にある暗赤褐色の皮下出血が写っている写真だ。この

[※1]辺縁性出血と呼ばれる墜転落外傷の典型的所見は、差し出された資料の中ではいずれの専門家も「手すりに腰かけて転落した際の擦過傷」と説明していた。そのことに、戸惑いと驚きを覚えたのである。

気を取り直して、あらためて資料を読み直してみると、鑑定結果にはなにやら腑《ふ》に落ちない点がほかにもいくつか存在していた。落下地点が建物から二メートルも離れていたり、頭が建物から遠位に位置していたりするのである。

先ほどの公営住宅の屋上からの墜落死と同じで、この状況から見て手すりからずり落ちた転落事故と考えるには不自然な要素が多い。誤った判断を正すのを目的に、私はこの一件の再鑑定依頼を快く受けることにした。

フィルムを逆回転させるイメージで推察

アメリカ西海岸のホテルに滞在していた貿易商の転落死体は、建物から二メートルほど離れた場所に、頭部を建物から遠位に向け、大の字かつ斜めの状態であお向けに倒れていた。この状況から考えるに、どうしても手すりに腰かけたままずり落ちた末の事故とはやはり考えがたかった。

かりに手すりに腰かけたままずり落ちたとすると、足からの着地となって、尻《しり》もちをつく形にならなければならない。十数メートル程度の高さでは、落下中に体勢が変換するというのはまず考えられないからだ。

　そうすると、足から落ちていった被害者の体は、臀部《でんぶ》の着地と同時に頭部が前方に振られる。そして、前のめりに体が「く」の字に一度屈曲して、自分の大腿部前面で胸部を圧迫強打した後、バウンドして今度は上半身が起き上がるはずである。このプロセスで言えば、着地後の姿勢は建物に背をもたれるようにして寄りかかっているか、頭部を建物寄りにした状態であお向けに倒れていなければ不自然なのである。

　むろん、落下の途中で体を反転させ、頭部を下にして転落する可能性もなきにしもあらずである。が、そうであれば、着地後の姿勢は、足を建物寄りに位置させながらうつ伏せ状態で倒れていなければならない。

　そもそも、頭部を下にしたこの着地の仕方では、頭部や顔面を強打していなければならない。しかし、死体所見にその形跡がない以上は、落下途中で体を反転させたとは考えられず、状況を見ても死体所見を見ても、本件はやはり足からの着地と考えるのが妥当だ。

それでは、どのように転落すれば発見時の状況になるのだろうか。これは映画のフィルムを逆回転させるイメージで考えると、落下時の様相もわかりやすい。

死体の状況から推察される着地の瞬間は、腰を中心に前方にやや屈曲させた状態で、右臀部から地面に衝突したものと思われた。つまり右臀部から着地し、やや遅れて両大腿部背面がたたきつけられて生ずるのが辺縁性出血である。丁度柔道の受身と同じ状態で、地面と大腿骨が瞬間的に強く圧迫されるから、この部位の皮膚の血管は圧迫され血液が排除されて骨の形が蒼白《そうはく》になり、圧のかかっていない大腿骨周辺へ血液は押し出されて、そこに出血を生ずる。これが辺縁性出血で、手すりからすべり落ちた際の擦過による皮下出血ではない。空中での姿勢もほぼ同じとすれば、バルコニーを乗り越えて立ち、左手で手すりをつかみ、右足・右手を中空にした姿勢で左足を軽く蹴《け》るようにして後方に飛び出し、手すりを離したのだろう。そうでなければ、建物から二メートルも離れた場所にまで体が移動することはないのである。

以上の意見をまとめて、「本件は自らの意思で墜落した自殺である可能性が高い」という旨の鑑定書を私は作成した。裁判所はこの意見を全面的に認め、前回の審理とは一転、「本件は自殺」という判断を下した。

真実を明らかにするのが法医学の役割

これら二つの転落事故の鑑定は、いずれも私が監察医を引退した後、保険会社から依頼を受けて行ったものだ。

これにかぎらず、私の鑑定によって、一度下された事件の結果がひっくり返ったことがほかにもたびたびあった。そのせいで、取得できると思い込んでいた多額の保険金の支払いを受けられなくなった方々は、さぞかし私を恨んでいるにちがいない。

あえてここで強調しておきたいのは、私は保険会社の利益のために、事実をねじ曲げた鑑定を行っているわけではないということだ。後者の事件の裁判の後、保険会社から専属契約の依頼があったが、私はこれを断っている。なぜならば、専属になれば常に保険会社に有利な結論を導き出さなければならないだろう。そんなばかげたことは私にはできない。保険会社や加入者の利害に私は無関係である。死体はなにを訴えているか、事実を明らかにするのが私の仕事である。

このケースは、たまたま死体所見が保険会社側に有利だったにすぎない。死者に代わって真相を明らかにするのが私の役割であり、依頼者に不利な鑑定でもそれが真実なら堂々と主張するというのが、あくまでも私のスタンスなのである。

それにしても、アメリカ西海岸の墜落死の一件で、二人の法医学の専門家の判断ミスから、辺縁性出血が「擦過傷」とされたことには、いまでも驚きを禁じ得ない。墜落死体の典型的所見でさえ、現実には専門家に見過ごされているのは、法医学が机上の学問ではなく、経験の積み重ねであることを如実に物語っているのである。

辺縁性出血は、四、五階程度の高さからの墜落死では当たり前のように生じるものだが、高層ビルからの墜落死では落下時の勢いが強すぎて逆に生じなくなるという落とし穴もある。中低層建物からの墜落死体を見慣れた日本の監察医には当たり前の所見だが、高層ビルの多いアメリカ西海岸では珍しく、その道のプロにも判断できなかったということなのだろう。

また、法医学者といえども、大学で行うのは主に殺人事件の司法解剖である。自殺や事故死などを検死・解剖する機会は少ない。墜転落外傷の特徴とされる辺縁性出血を単なる皮下出血と判断してしまったということなのかもしれない。

二人の専門家は、法医学者としての知識は十分に備えていたにちがいない。辺縁性出血にしても、知識としては備えていたと思われるが、いかんせん経験が不足していたため、これを見逃してしまったというのが真相なのだろう。

医学的な知識がいくらあったところで、それを使いこなせるだけの経験がなければ、死体所見から真実を明らかにすることはできない。死者の名医になるためには、知識以上に経験という積み重ねが求められることをあらためて思い知らされた。

※1辺縁性出血……高所から落下したとき、手足が地面にたたきつけられた瞬間にできる独持の出血。組織内の血液が手足の骨の辺縁に排除されるように出血するため、中心部分は蒼白、周辺部分は暗赤褐色の筋肉内出血、皮下出血を形成する。墜転落死を証明する所見でもある。

6 看破された自動車転落事故の偽装

——一流スタントマンの保険金犯罪事件簿

愛知で起きた替え玉保険金殺人事件

保険金を目当てに人を殺したり自殺したりという事件は多いが、自分にかけた保険金を得るためにわざわざ替え玉を用意し、これを殺害するというケースは珍しい。まるで推理小説もどきの話だが、こんな事件が二〇〇〇年夏、実際に愛知県で起こった。

名古屋港の路上で、未明にトラックの追突事故が発生した。連絡を受けて警察が現場に駆けつけると、コンテナ車のそばに前部が破損した二トン小型トラックが停車していた。助手席には、中年男性（事件当時53歳）が血だらけで死亡しており、ぐしゃぐしゃに壊れた車の近くには少年（事件当時14歳）がたたずんでいた。

少年は中学三年生で、亡くなったと見られる中年男性が経営する会社の従業員の弟だという。彼の説明によると、前夜遅く社長に誘われて港近くの工事現場を見に行ったが、帰りがけにトラックが停車中のコンテナ車にぶつかったということだ。

少年は、「事故当時トラックを運転していたのは外国籍の従業員で、事故後に運転手は逃亡した」とも説明した。助手席の社長は即死したものの、自分はトラックの荷台に乗っていたので危うく難を逃れたというわけである。

駆けつけた社長の妻が遺体を見て、「まちがいありません。夫です」と言って号泣したので、警察はこれを信じ、遺体は司法解剖をせずに家族に返した。そして、事故当日に通夜が行われ、翌日には遺体が火葬された。

ところが、これでは終わらなかった。警察は、現場から逃げたとされる外国人運転手の手配は行ったものの、少年の説明があまりにも曖昧《あいまい》で、証言の信憑性《しんぴょうせい》を疑っていたからだ。

そもそもが、真夜中に工事現場を訪れたのも不自然なら、事故現場にブレーキを踏んだ跡がないのもおかしい。さらには、被害者の経営する会社は事故の二週間前に倒産したばかりで金に困っており、今回の事故死によって約九千万円が支払われる損害保険の契約が存在する。疑惑は確信へと変わった。

その後、警察の執拗《しつよう》な事情聴取に、ついに少年は真実を話し始めた。亡くなった被害者は、社長の会社に出入りしていた人物で、死んだとされた社長に背格好も似ている別人（事件当時52歳）だった。この男性に焼酎《しょうちゅう》を飲ませて泥酔状態にして助手席に座らせ、社長自身が運転席に座り、ノーブレーキでコンテナ車に突っ込んだというのが事故の真相である。この一件は保険金を目的とした替え玉殺人事件として捜査が進められ、指名手配された社長も逮捕された。

この社長は、逮捕後、再び世間を驚かせる行動に出た。留置場のトイレ内で、なんと自分のシャツで首を吊《つ》り、自殺してしまったのだ。結局、犯罪動機なども本人の口からは明らかにされないまま、事件の捜査は終わった。

推理小説もどきの替え玉殺人を画策したこの社長の家には、日頃から中学生らが大勢出入りしていたという。不良少年でも分け隔てなく受け入れてきた面倒見のいい社長は、子どもたちから「パパさん」と呼ばれて慕われていたそうだ。犯行に手を貸した少年もまた、かつて登校拒否で悩んでいたとき、社長の家に泊まっては面倒を見てもらっていたという。

すなわち、近所でも評判の好人物が、ある日突然、計画的な保険金殺人を実行したというわけである。社長を追い込んだのは、やはり会社倒産によって抱えた負債が原因だったのだろうが、なんとも後味の悪い事件である。

このように、つい魔が差して保険金殺人を行ってしまったなどということは、絶対にあってはならないことだ。そのためにも、罪も問われず、多額の保険金を手に入れられる完全犯罪など現実にはあり得ないことを広く知らしめなければならない。

一流スタントマンが解決した偽装殺人事件

愛知県の一件もこれに含まれるが、保険金目的でターゲットを殺害するのに、自動車事故を偽装するケースが数多くある。

保険金犯罪を防止するには、死体に残された被害者のメッセージを法医学者が見逃さないことが重要だ。しかし、それだけでは不十分で、これに付随する部分——例えば事故を起こした自動車に残されたメッセージなどをきちんと受け止め、過失事故か事件なのかを正確に判断できるプロの目を養う必要がある。

そんなことを漠然と考えていたとき、タカハシレーシング[※1]というスタントチームの代表を務める髙橋勝大《たかはしまさお》氏のことを知人から聞いた。走行中の車をいきなり横転させたり、あるいは車ごと海中に突っ込んだり、映画やテレビドラマでよく見る、あのめまぐるしい動きの仕掛け人である。

スタントというのは偽装事故のようなもので、これを演出する高橋氏はさしずめ偽装事故のプロフェッショナルといったところか。このキャリアに目をつけた保険会社から、保険金がらみの交通事故の検証を依頼されたり、この種の事件の捜査を行う警察から相談を受けることも少なくないそうだ。

高橋氏が主宰するタカハシレーシングでは、ときに自動車工学の専門家の鑑定書作成のために、まったく同じ条件で事故を再現したりもしているという。

保険金がらみの事件ではないものの、幹線道路で起きたタンクローリーの横転事故の際は、その原因を究明するため、同じ条件で実際に中央分離帯に乗り上げて横転させることまで行ったという。この実験の後、運転者は無傷のままなにごともなかったように運転席から出てきたというから、プロのテクニックというのは大したものである。


その高橋氏が検証を依頼されたこの事故は、工事現場から出る残土を集めている、ある投棄場で起こった。

作業場では、いつものように軽トラックで残土を運搬してきた老作業員が、これを投棄する作業を行っていた。小高い山の上で車は崖《がけ》っぷちまで後進せねばならず、作業は危険きわまりないものの、ベテランの老作業員は手慣れたものだった。

ところがある日、この老作業員が車ごと山から転落、亡くなるという事故がおきた。警察が現場検証を行った結果、この一件は運転手の過失事故として処理された。

その後、被害者の妻から保険金の支払い請求が出されて、保険会社はあわてた。多額の保険への加入からそれほど日も経っていないうちに事故が発生していることに気づいたからだ。

過失事故といっても、いつもどおりの手慣れた作業を行っているときに発生したものなので、その点にも不自然さがあった。当時、被害者は健康状態にも問題はなく、状況を考えれば保険会社が「怪しい」と疑うのも当然だ。

そこで保険会社は髙橋氏に依頼し、この事故を検証してもらうことにしたのである。髙橋氏は保険会社の調査員に案内されてさっそく現場を訪れたが、事故現場をひと目見て、案内役の調査員と二人で愕然《がくぜん》とした。

そこには老作業員が転落したはずの小高い山などなく、一面、段差のない平地になっていたのである。

作業場の経営者から話を聞いたところ、事故後ほどなくしてきれいに整地したということだが、様変わりした現場を見て、二人は「ますます怪しい」という心証を得てその日は現場を立ち去った。

軽トラックに残っていたツメの跡

老作業員の事故を過失とする警察の判断を、もうひとり、承服しかねている人物がいた。老作業員の息子である。

息子は、愛する父の死を嘆き悲しみ、また、いつもどおりの作業中に起こったとされる事故を納得することができなかった。そこで、まだ整地される前の事故現場の写真を念入りに撮影していたのである。そして、この写真が事件解決の決め手になった。

保険会社側がこの写真を借り受け、髙橋氏に分析を依頼したところ、写真を眺めていた彼にはすぐに真相がわかったという。

猛スピードで突っ込んだのであればともかく、作業中バックしながら崖っぷちまで下がった軽トラックは、普通なら転落するようなことはない。脱輪しても、車体の裏の部分を地面に擦って、その場で停まってしまうからだ。これを避けてトラックを転落させるには、トラックを前面から持ち上げるような強い力を加えなければならないのである。

この種のスタントは、タカハシレーシングでもすでに何度も経験済みで、その際は、やはり外部から力を加えて無人車を落下させていたそうだ。そして、それを可能にする道具が、被害者の息子が撮った事故現場の写真にもはっきり写っていたのである。

その道具というのは、集めてきた残土を整理する際に使われるユンボだ。まずは自在に動くアームの先端、すなわちツメの部分を崖っぷちにある軽トラックの前部の下から入れる。その後、これを持ち上げれば、崖っぷちの辺縁で引っかかることなく自動車をきれいに転落させることができるのである。軽トラックの転落事故を可能にするには、この方法しかないと考えた。

髙橋氏は、以上の推察を保険会社にすぐに報告し、事故車を再度確認するように指示したそうだ。ユンボを使っていれば、軽トラックには必ずツメ跡が残っているはずである。それを確認し、もし痕跡《こんせき》があるならばそれがいつできたものかを関係者から聞けば、真相が明らかになるのも時間の問題だった。

ところが、この指摘を待つまでもなく、事態は思わぬ展開を迎え、一気に解決へと向かった。実は、被害者の息子から訴えを聞いていた警察も、この事故の再調査に乗り出していたのだ。そして、保険金の受取人である妻や、被害者の雇い主である作業場の経営者など関係者に事情聴取を繰り返し行っていたところ、犯人が恐れて突然逃亡をはかり、そこから事件が発覚した。

偽装事故に見せかけて老作業員を殺害し、保険金を得ようと画策していたのは、なんと被害者の妻と雇い主である作業場の経営者だった。やがて逮捕された二人は大金をせしめるために共謀し、妻が夫に多額の保険に加入させ、経営者が被害者の乗るトラックを小高い山の上から転落させて殺害したということだった。事故後に現場を整地したのは、まさに証拠隠滅のためだったわけである。

また、殺害方法は、髙橋氏の指摘どおり、ユンボを使って軽トラックの前部を持ち上げて転落させたというものだ。犯人の証言にもとづいて警察が調べたところ、事故車にはユンボのツメの跡がしっかりと残っていた。

捜査員に求められるプロの目

日本を代表するスタントチームを率いる髙橋氏が検証に関わった保険金がらみの交通事故は、このほかにも多々ある。その中には、残された兄弟のために、六億円の保険をかけて自爆事故を起こして自殺するというものもあった。

事故の様相がまたすさまじく、猛スピードで走りながら、ノーブレーキのままトンネルの入り口脇にある壁に正面から衝突したということである。この再現実験を生身の人間が乗る車で実際に行ったというから、また驚きである。

事故で亡くなった男性は、過去にもブルドーザーに自分の足をひかせて一億二千万円の保険金を得ていた。生活費にしていたその金が尽きた頃、今度は自分の命と引き換えに六億円の保険金を兄弟に残そうとしたのである。しかし、過失ではなく自殺を意図した事故であることが髙橋氏らの実験で証明されたため、結局、自分の命をお金にかえることはできなかったのである。

亡くなった男性も、自分が死んでも保険金が支払われないことがわかっていれば、こんな事故を起こすこともなかったにちがいない。まずもってまわりが偽装事故の計画を止められなかったことは、残念でならない。

法医学ばかりでなく、自動車工学その他の知識を集積させることで、この種の偽装のトリックも容易に見破れるだろう。続発する保険金犯罪を防止していくためにも、警察の捜査員には、死体や状況に残されたメッセージをきちんと受け止め、過失事故か事件なのかが正確に判断できるプロの目の養成が求められている。ときに髙橋氏のような専門家に学ぶのも、大切なのではなかろうか。

※1タカハシレーシング……日本を代表する総合スタントチーム。車やオートバイ、船や馬などを使ったアクションのほか、高所からの飛び降りや火だるまなど、映画やテレビドラマで見られるあらゆるスタントシーンを演出している。代表の髙橋勝大氏は、日本のスタントマンの草分け的存在。

7

「疑惑」の波の中であがいた凶悪犯の末路

——別府保険金殺人事件

保険金犯罪、劇場型犯罪の走り

一九九九年、京都で、ある保険金殺人事件が発覚した。犯人の男性（事件当時41歳）は、妻（同41歳）に総額二億円の保険をかけた上、彼女が乗った軽トラックをかんがい用水池に転落させる偽装事故を起こした。

新聞報道によると、転落後、妻は車内からなんとか脱出したものの、これを見た犯人が彼女を水中に押し沈めて殺害したという。家の新築や農機具の購入などで約一億円の借金があったのが動機だが、好きで一緒になったつれ合いをむごたらしく殺すというのはどういうことなのか理解に苦しむ。

保険金がらみの犯罪では、夫が妻を殺したり、逆に妻が夫を殺すというケースが珍しくない。背景に必ずあるのは、どこかで歯車がおかしくなってしまった二人の関係だ。その意味では、相手を思いやり、夫婦円満に過ごすことも、保険金がらみの凶悪犯罪を防止する上では重要なのかもしれない。

しかし、相手がはじめから殺害を目的に近づいてきたとなれば、話は別である。別府保険金殺人事件の犯人は、そのような極悪非道な人物だったとされる。これは保険金犯罪、あるいは劇場型犯罪[※1]の走りといわれた事件だ。

後に映画化もされた松本清張氏の小説『疑惑』[※2]のモデルにもなった問題の事故は、一九七四年十一月のある晩、別府の港近くの道路で発生した。埠頭《ふとう》の突堤で五、六人の釣り人が見守る中、一台の車がブレーキをかける様子もなく、そのまま海中に突っ込んだ。車はあっという間に沈んだが、ひとりの男性（事故当時47歳）だけが浮かび上がり、見守る人たちに助けを求めた。

海に転落した車には、彼以外に妻（事故当時40歳）、長女（同12歳）、次女（同10歳）の三人が乗っていた。釣り人からの通報で、現場にはパトカー、クレーン車、アクアラングをつけた救助隊などがすぐに駆けつけたが、現場の水深は八メートルと深く、夜間で雨が降っているなど悪条件が重なり、救出作業は困難をきわめたという。

結局、事故からかなり時間が経過してから水底で車が発見された時点では、すでに母子三人は亡くなっていた。

この事故の後、母子には多額の保険がかけられていたことがすぐに知れた。受取人は、ただひとり脱出に成功した夫だ。

事故現場にはブレーキをかけたときにできるスリップ痕もなく、助手席の床からはハンマーが発見されたりと不審点も次々と明らかになった。本件には保険金目的の偽装事故という嫌疑がかけられ、警察もその線で捜査を開始した。

綿密に練られた保険金殺人の計画

警察が夫を調べてみると、恐喝、放火、保険金詐欺などの犯歴があり、かつ最高裁判所上告が四件という、以前から凶悪で執拗《しつよう》な性格の犯罪者として名の知られた人物であることがわかった。

この男は、事故の二年前に刑務所から出所すると、別府市内で店を構えた。それから興信所や別府市の相談室、民生委員などを訪ねては、

「母子家庭に愛の手を差し伸べたい」

「未亡人がいれば、結婚し、子どもの面倒を見てあげたい」

と話して、母子家庭の紹介をしつこく依頼したという。

異常とも思えるこの積極的なアプローチが実って、後に亡くなった妻を紹介さ

れ、なんとか結婚にまでこぎ着けたのは、忌まわしい事故のわずか三ヵ月前だった。

結婚から一ヵ月もすると男は、妻と子どもの名義で災害時十倍補償、二十倍補償などの条件のある総額三億円を超える生命保険に加入した。さらに、自分が所有する新車とは別に、妻の名義で中古車を購入した。海に転落したのは、まさにこの車だった。

また、事故の前には、プールに通って水泳や潜水の練習に励んでいた男の姿も目撃されている。下見と予行演習を兼ねてのことなのか、後に事故現場となる海を泳いでいるところも目撃されていたというから、結婚に至った時点からすべて計画どおりに動いていたと思わざるをえない。

妻は、前夫の病死後、生活保護を受けながら食堂で働きながら残された子ども三人との暮らしを支えてきた。妻にしてみれば、そんな男でも窮状を救ってくれた神のような存在だったのかもしれない。しかし、三人の子どもたちはなにか違和感を感じ、特に長男は養父となったこの男を毛嫌いした。

事故の当日も、長男はたったひとり、男からのドライブの誘いを無視したという。

　この事故の後、警察は男に強い嫌疑をかけて、度重なる事情聴取を行った。これに対して男は激しく抵抗し、マスコミに対しても、

「警察の捜査は不当だ」

「車は妻が運転していた。自分は助手席で目を閉じており、気づいたら海に落ちていた」

　と、再三訴えた。

　男が殺人事件の容疑者として逮捕されたのは、テレビの生放送番組に出演し、疑惑を込めた質問に逆上。番組の途中でスタジオを出た直後のことだった。まさに、前代未聞の出来事である。逮捕後の取り調べにも、男は、

「事故は単なる過失か、病身だった妻が心中をはかったものだ」

　という主張を繰り返し、疑惑を全面否認した。また、ときには黙秘を貫き、捜査は困難をきわめた。

　しかし、警察は事故現場での車両の転落実験を自動車工学の専門家に依頼した。状況を再現し、犯行を科学的に裏づけることで男を追い込み、起訴に持ち込もうという作戦だ。

実験で明らかにされた新事実

　このときの実験も、前章で紹介した髙橋勝大氏率いるスタントチーム、タカハシレーシングが担当した。事故車とまったく同じ車を三台用意し、時速二五キロ、三〇キロ、三五キロと微妙に速度を変え、三度実験を行ったという。

　当時はまだ、自動車のフロントガラスには、焼きつけガラスが使われていた時代だ。これは衝撃を受けて割れると粉々になるのが特徴で、海中に落ちるとそこから一気に水が入り、車体が海底に沈むのも早かった。

　後の捜査でわかったことだが、事故車には、車内に設けられている水抜きの機能も働かないように細工が施されていた。これではひとたまりもなく、同じ状況で実験を行った際にも、海面に落ちた衝撃でフロントガラスが割れてから、ものの三十秒も経たないうちに車は海底へと沈んだ。

　ただ一度、フロントガラスが割れずに着水したが、結果はそれほど変わらなかった。スタントマンがあらかじめ車内に用意してあったハンマーでこれを割って脱出したところ、車はその重みで車体前部が沈んだ際に車内に水が流れ込み、わずか数分で沈んだという。

　事故当時、妻や子どもたちは、なんの心の準備もないまま夜の海に落とされたはずである。海水に囲まれ、しかも右も左もわからない真っ暗闇の世界に放り込まれたのだから、これで脱出できたとすればまさに奇跡だ。


　この実験では、助手席に人形を乗せ、ダッシュボードには口紅を一面に塗っていた。事故のとき、助手席側の人間が体のどの部分をどこにぶつけてケガをするのかを見るのが目的だ。これを妻の遺体の所見と照らし合わせ、「自分は助手席にいた」という男の主張を崩そうとしたわけである。

　その結果、人形の体に口紅が付着した位置は、検死の際、記録として残されていた妻の遺体にあった創傷の部位と完全に一致した。

　そもそも運転席側でハンドルを握っていれば、これが支えとなってある程度の衝撃にも耐えられる。「助手席にいた」と主張する男にそれほど大きなケガがなかったのも不自然であり、また、自動車工学の専門家の鑑定結果や残されていた検死記録から新たな事実も発覚したことから、犯行を否認し続ける男は次第に追い込まれていった。

事故からおよそ六年後、大分地裁はこの事故を被告人が仕組んだ計画的犯行と断定し、死刑判決を言い渡した。男はこれを不服として即日控訴したが、高裁でも一審の判決が支持されたため、さらに最高裁へ上告した。

しかし、法廷闘争のベテランと称された男の抵抗もここまでだった。昭和から平成へと年号が変わったばかりの八九年、ガンに侵された男が獄中死を遂げたため、裁判は決着のつかないまま幕を閉じた。

警察から嫌疑をかけられたとき、男はマスコミを巻き込むなど思いも寄らない作戦に出たが、その行動力と機転を事業にでも生かせば、大成していたかもしれない。一度しかない人生、不正をしてまで生きなければならないとは、わびしいかぎりである。

死亡原因をおろそかにできない保険金がらみの事故

別府の保険金殺人事件が世に与えた影響はやはり大きく、この事件以降、これを模倣する者が少なくなかった。

車ごと海や湖に転落して死亡する事故は、数としてはそれほど多くはないものの、これ以前から全国各地で起きている事故である。これを単なる過失事故とするか、それとも事件性ありと判断するか、警察も難しい判断を強いられているにちがいない。

これとはちょっと質がちがうのだが、やはりある自動車の転落事故の件で、裁判所から運転手の死因の鑑定を依頼されたこんなケースがあった。事故死であることは明らかだったものの、運転手の死因が病死か事故死かでもめていた一件である。

第三者から見れば、些細《ささい》な問題に思えるが、保険金の問題がからんでいる場合、死亡原因は決しておろそかにできない。実際、事故死か病死かでは、生命保険の支払額も変わってくる。これが損害保険になると、病死では保険金が支払われないのが原則なので、問題はさらに深刻だ。

支払われる保険金の額を争点に、保険会社と受取人が争っていた事故現場の状況は、およそこんなものだった。

周囲を囲むように設けられているメーン道路からはずれて、ガードレールの間にある幅二・七メートルほどの下り坂の小道を一五メートルほど下った場所に、事故車はサイドブレーキを半分引いた状態で、右側の前後輪を池に脱輪して停まっていた。

その際、池側の運転席のドアは開いており、高齢の運転手が右足だけを車の中に残し、うつ伏せの状態で顔を水に浸《つ》けるようにして亡くなっていた。

警察から依頼を受けて臨床医が検死を行ったところ、死因は急性心不全という判断だった。死体検案書にも、直接死因の部分に「急性心不全」と記入されたが、実はこの記述ミスが後の紛争を引き起こすそもそもの原因だった。

どのような死に方でも、脳や心臓、肺が麻痺《まひ》あるいは不全状態になってから死に至るのは常識だ。したがって、死体検案書の記載は、脳・心・肺の不全は死因として扱わないというのが医学的常識である。

ところが、検死を行った臨床医は、これを知らなかったようだ。急性心不全を引き起こした原因が書類上には明記されておらず、この点をめぐって保険会社と受取人が対立したのである。

不可解な事故の裏に隠された真実

民事裁判の法廷で、後に死体検案書を書いた医師が証言したところによると、正しくは、病的発作が生じたため、車ごと池に落ちて死亡したという判断だった。事故後、解剖までは行わなかったものの、死体には致命傷となる外傷はなく、この医師は病死と考えたようだ。

ところが、これでは保険金の支払額も減らされてしまうので、受取人側は納得がいかない。遺体が池の中に顔を突っ込んで亡くなっていたという状況を考えないのはおかしいのではないか。事故は走行中の発作が原因かもしれないが、メーン道路を離れて車が池に落ち、運転手は水を飲んで溺死《できし》したのではなかったのかと主張し、直接の死因をめぐって収拾がつかない状態になった。

裁判所は、専門外の臨床医の証言で判断するのは無理だと考えたのだろう。死体見分調書[※3]、死体検案書、現場写真、死体の写真、証人調書などの裁判記録など資料一式をそろえ、死体観察を専門とする私に鑑定の依頼がきたというわけである。

これらすべての資料に目を通して私が注目したのは、亡くなった運転手の病歴だ。心臓に異常を感じて医師の診療を受けていた事実があり、心筋障害という診断を受けていた。しかも、高齢であったため、冠状動脈硬化、心筋梗塞《こうそく》など虚血性心不全の状態にあったことは容易に想像できた。※4

おそらく事故の直前にも、気持ちが悪い、胸が苦しいなど、虚血性心不全の前兆があったのだろう。そこで運転者は、車を小道へと退避させて停めたが、まもなく強い発作が襲ってきた。サイドブレーキを引いていたものの力が入らず、車はそのまま坂道を下っていき、脱輪した拍子に運転者も池に落ちたというのが真相ではなかろうか。

むろん、池に落ちたときに池の水を多少吸引した可能性もあるが、発見時、遺体は水の上に浮いていたという証言もあった。そもそも人間の体が水に浮くのは、空気が入っている肺が浮き袋の役目を果たすからである。発作によって心臓停止や呼吸停止がすでに起こっていたとしたら、多量の水を飲むはずもなく、溺死という考え方には無理を感じた。

このケースは、検死を行った臨床医が死因を究明するための解剖を怠ったので、判断材料も少なく、本来であれば第三者が溺死か病死かを判断するのは難しいものであった。しかし、短時間に起きた出来事で、病的発作が生じたために池の中に転落したことから、「病死という概念で処理すべき」という個人的な意見を鑑定書にはつけることにした。運転者の状態を考えると、かりに池に落ちていなかったとしても、病的発作のために亡くなっていたと考えられるからである。

結局、この裁判は、裁判所の勧めに応じて保険会社と受取人が和解して解決した。

もともと保険会社としても、病死という前提で保険金を支払う意思はあり、受取人側は、災害時の特約で支払額の割り増しを望んでいたわけだが、私の鑑定書を見て訴訟を取りやめた。

ところで、このケースでは、かりに法医学の専門家が検死を行い、直接の死因が不明ならば解剖してこれを明確にしていれば、後につまらない紛争が起こることもなかっただろう。「死体のことは、死体の専門家に任せるべきだ」と常々私が主張しているのは、まさにそのような意味なのである。

※1劇場型犯罪……主に、マスコミによって警察の捜査などが逐一報道され、一般市民が〝観客〟として注視する中で進行していくような犯罪をいう。

※2『疑惑』……保険金をねらった偽装殺人の犯人と国選弁護人という、性格も考え方もまったく異なる二人の女性を主人公に、事件の謎解《なぞと》きだけではない、深みのある人間ドラマを描いた小説。映画ではそれぞれの女性を桃井かおり、岩下志麻が好演し、話題となった。一九八二年松竹、野村芳太郎監督。

※3死体見分調書……死体取扱規則（国家公安委員会規則四号）第三条には、「警察官は、死体を発見し、又は死体がある旨の届け出を受けたときは、すみやかにその死体の所在地を管轄する警察署長にその旨を報告しなければならない。」とある。その際、死体が犯罪に起因するものでないことが明らかな場合、死体の見分とともに死因、身元その他の調査を行い作成される調書をいう。

※4虚血性心不全……冠状動脈循環不全（心筋を流れる血液量が低下して、心臓の動きを維持させるための酸素供給力が不足する）により、心機能異常または心筋の変性壊死《えし》を生じた状態を虚血性心疾患という。その末に、心臓が全身に必要なだけの血液を送り出せなくなった心停止の状態が、虚血性心不全である。

8　犯行にまき込まれないために

——ある水死事故の謎

前代未聞の風邪薬による殺害

一九九九年、埼玉県本庄市の保険金殺人疑惑が世間を騒がせた。翌年、主犯格と見られる金融業を営む男（逮捕当時50歳）と、これを手助けしていた三人の女性が殺人ないし殺人未遂などの容疑で逮捕された事件だ。

警察の調べによると、主犯格の男は「多額の保険金が入手できる」などと巧みな言葉で女性たちを手なずけ、男がこれと決めたターゲットと偽装結婚させるなどして保険金目当ての殺人に及んだという。ターゲットにされたのは、多額の借金に縛られ、身動きがとれなくなっていた者たちで、家も働き場所も男から提供されていた。

犯行に関与した女性も含めて、男のまわりでは、少なくとも男女九人が総額二十四億円に上る保険に加入させられていた。月々の掛け金だけでも一時期百五十万円を超えており、それを男がほとんど支払っていたという。

疑惑の中で、この男の犯罪の原点として警察が捜査を進めていたのは、一九九九五年の事件だ。当時、利根川で水死体で発見された男性（当時45歳）の妻は、やはり男の近辺で犯罪を手助けしていたと見られる三人の女性のうちのひとりだった。トリカブト入りのパンを食べさせて殺害したとされており、この男性の死によって、妻には三億円の保険金が支払われている。

しかし、これと類似した、三人の女性の戸籍上の夫の身に降りかかった他の二つの事件は、決して見逃されることはなかった。いずれも一九九九年に起こったもので、元パチンコ店従業員（当時61歳）が謎の病死を遂げ、もうひとりの元塗装工（同38歳）は突然、原因不明の重体に陥った。これらのいずれもが、保険金殺人ないし殺人未遂で立件されたというのは、保険金がらみの模倣犯を続出させない上でも意義のあることだ。

約一億七千万円の保険がかけられた元パチンコ店従業員が病死したのは、容疑者である男の経営する小料理屋で栄養剤と称する薬物を大量に飲まされた直後のことだった。突然体調不良を訴えたが、自宅に運ばれる途中、副作用の免疫力低下による化膿《かのう》性胸膜炎と肺炎で死亡したということだった。

一方、やはり栄養剤と称する薬物を大量に飲まされていた元塗装工も、借金で身動きがとれなくなっている弱みにつけ込まれ、偽装結婚をさせられた挙げ句、約十億円を超える保険に加入させられた。

また、元塗装工は、言われるままに栄養剤を大量摂取した後、やはり手足のしびれなどを訴えて緊急入院している。しかし、慢性薬物中毒による肝機能障害にはなったものの、一命はとりとめていた。

早くからマスコミが疑惑を指摘していたこれらの事件で私が最も注目していたのは、栄養剤の正体だ。薬物が使われていたのはだれの目にも明らかだが、それがヒ素かトリカブトか、あるいは別の薬物なのかと興味深く見守っていた。

警察のその後の調べで、主犯格の男がどこにでも市販されている風邪薬を購入していたのが明らかになったことはすでに広く報道されている。栄養剤の正体は、なんとこの風邪薬だったというのには、本当に驚かされた。

問題の風邪薬の主成分は、解熱・鎮痛効果のあるアセトアミノフェン[※1]というものである。これをアルコールと混ぜ合わせて大量に飲ませ、中毒を起こさせたというのが真相のようだが、市販の風邪薬が凶器代わりに用いられたというのは、まさに犯罪史上はじめてのことではなかろうか。

それにしても、この事件で不思議だったのは、事件の被害者たちがなぜ差し出された山盛りの「栄養剤」を飲み続けたかということだ。元パチンコ店従業員にしても元塗装工にしても、半年以上の長期にわたってこれを飲んだ末に、病死ないし入院という結果に至っている。

重体に陥った元塗装工などは、後に捜査関係者に対して、「栄養剤と言われて飲んだが、飲むと体の調子がおかしくなるので変だと思っていた」などと話していたそうだ。

犯罪か、事故か

いまでも強く印象に残っている事故がある。警察も含めて、犯罪性が高いことはまわりのだれもがわかっていても、いかんともしがたいケースだった。

その事故は、ある寒い雨の日の夕方に発生した。この日、男性（事故当時50歳）は酩酊《めいてい》状態のまま河口に出かけて釣りをしていたが、夜遅くなっても戻らなかった。これを心配した知人が様子を見に行ったところ、河口の浅瀬でうつ伏せ状態で浮遊しているのを発見したということだった。

男性は無職で、身よりもなく、この知人宅に身を寄せて養ってもらっていた。また、数億円に上る保険に加入しており、その受取人が知人だったことから、この事故は保険金殺人の可能性もあると考えられた。

もっとも、実際には、この知人に犯罪の嫌疑がかけられることはまったくなかった。回収された遺体は、警察官立ち会いの下に臨床医が検死を行った末、病死と結論づけられていたからだ。

しかし、この事故はここからが奇異だった。病死という判断を不満として知人は、法医学の専門家に遺体の解剖を頼んだのである。

病死では災害時倍額補償は受けられず、支払われる保険金の額が少なくなるのだ。専門家の判断に委《ゆだ》ねた結果、臨床医の見解がくつがえされて事故死と判断される。

そしてこの知人は、直接死因の項目に「溺死《できし》」と書かれた死体検案書を盾に、保険会社に対して災害時倍額補償の保険金の支払いを請求したのである。しかし、その審査の途中、当初の死因が病死と判断されていたことに気づいた保険会社は、これには納得がいかない。そこで民事法廷の場で男性の死因が争われることになったというわけである。

この裁判の中で、裁判所が私に求めてきたのは、男性の死因をどう考えるかということだった。

率直に言えば、解剖を行って死因を確かめたほうが、より正確な判断を導くことができるというのが私の意見だ。致命傷になる創傷などがあれば別だが、死体の表面を眺めただけでは、正確な死因を探るのに限界があるからだ。

解剖によって体の内側を見ることができれば、判断材料もより多く得られる。それだけ死因の特定も正確になるのである。

その点も踏まえた上で、この鑑定書には、様々な可能性についての考察を加えて意見をつけた。具体的には、自殺、他殺、災害事故、病死のそれぞれのケースを想定した上での矛盾点その他の考察である。

正直に言えば、解剖によって多くのデータを得ている法医学者の結論にしても、直接死因の導き方にやや慎重さを欠いているように思えた。本来、死体に残されたメッセージや状況からどう死因を判定すべきなのか、それを読者の方々に伝えるべく、この事故に関する私の見解を以下に示すことにしよう。

否定された災害事故の可能性

検死を行う際は、予断を持ってこれに臨むことは許されない。あらゆる可能性を探るべきであり、まず私は自殺の可能性から考えた。

しかし、この事故の真相が川での入水《じゅすい》自殺だったとすれば、自殺場所に浅瀬を選ぶというのは不自然である。このケースでは、遺体が発見されたとき、雨ガッパを着ていたということだが、この状態では体が水中に沈みにくいという難点もあった。

また、自殺の場合、多量の溺水が胃や肺に吸飲ないし吸引される。その際、死体には、水性肺水腫《すいしゅ》[※2]、水性肺気腫、さらには錐体《すいたい》内出血などが生じる可能性も高いが、これら溺死体の特徴的所見はなかった。

すなわち、状況にも死体所見にも、自殺の可能性を示すものはなにひとつない。これが、男性の死は自殺ではないとした根拠である。

鑑定書には、このようにして他殺、災害事故、病死を想定した考察をつけた。その詳細を続けて紹介しよう。

男性は、無職で住居を持たないものの、これを庇護《ひご》する者がいたために生活を保障されていた。そして、事故の直前にはこの者を受取人とする多額の保険に加入しており、また、酩酊状態になっているにもかかわらず、天候の悪い当日の釣りもこの者に勧められて出かけていた。

こうした状況から判断すれば、他殺の可能性も否定はできなかった。死体所見から死因を判断するのが法医学の専門家の仕事だが、隠されている犯罪を見逃さないためには、男性が死亡当時置かれていた状況を頭に入れておくことも必要なのである。

ところが、死体所見には、体表の表皮剝脱《はくだつ》や打撲その他の外傷はないので、他殺の可能性はとりあえず否定された。例えば、浅瀬で何者かに後頭部を押さえられて溺死したとすれば、顔面は鬱血《うっけつ》し、溢血点《いっけつてん》が出現していなければおかしい。あるいは、抵抗した際、川底の砂利などに接して顔面には外傷がなければならないが、記録には、外傷や溺死肺の所見も見当たらないのである。

また、解剖を行った執刀医も、災害事故を想定した考察であった。結論から言えば、背が立つ浅瀬であるにもかかわらず、安易に溺死と判断されたことに、私としては承服しかねた。

釣りをしているとき、誤って男性が前方に倒れたのが事故の原因だと仮定して考えてみよう。男性が釣りをしていた場所が浅瀬であるならば、倒れる際に川底に手をついて両手で体を支えることも可能で、そのまま溺《おぼ》れるようなことにはならない。

かりに、手で支えられないほどの深さだったとしても、背が立つ浅瀬ならば、水を飲んで苦しくなる前に起き上がる可能性が高いのはだれにでもわかることだ。ここで注目しなければならないのは、現場は、単なる過失から溺れるような場所ではないということなのである。

まれに体表や気道粘膜が冷水に刺激され、反射的に心臓が停止することもあるが、その場合は突然死なので、胃の中に溺水が飲み込まれることはない。解剖記録によると、胃の中に百ミリリットルの溺水があったということなので、この線も否定された。

なお、釣りの最中、すべって後方に倒れた可能性もあるが、浅瀬で流れもほとんどなく、しかも雨ガッパを着た状態であれば、体位が裏返しになるような変換はまず考えられない。

すなわち、男性が軽度の酩酊《めいてい》状態にあったとしても、状況と死体所見を総合的に判断するかぎりは、災害事故とはどうしても考えがたいのである。

自分の命は、自分しか守れない

以上から、この事故の真相は、病的発作が原因ではないかと私は考えた。鑑定書につけた、次の四番目の考察である。その根拠は、依頼解剖を行った執刀医が記録した解剖所見にあった。

男性の遺体には、脳および心臓に病的変化はなく、死亡直前にこれらの発作がなかったというのが執刀医の見解だ。しかし、解剖記録を見るかぎり、心外膜下に小さい溢血点が多数出現し、腎盂《じんう》粘膜下にもやはり溢血点があるなど、明らかに急死と思える所見があるのだ。

一方、肺の記録としては、溺水《できすい》を多量に吸引した窒息死の所見はなく、さらに肺胸膜下に溢血点もないので肺での呼吸ができなくなったための窒息死とは考えられない。単なる溺死とするには無理があるのだ。

むしろこの事故の真相は、心臓の発作が先にあって浅瀬に前のめりに倒れ、体を支えることのできない状態から少量の溺水を胃など消化器系に吸飲し、同時に気道にも吸引した状態から心臓停止に至ったということだろう。こう考えると、解剖所見にも捜査状況にも合致するのだ。

結局、この裁判は和解に終わった。男性の死の真相はどうだったのか、結論が出されないまま、裁判は幕を閉じたのである。

惜しむらくは、解剖時にアルコール検査だけでなく、その他の毒物検査がなされていなかった点である。かりにきちんとした調査が行われていれば、またちがった展開が見られたかもしれない。

先ほどの埼玉の事件に見られるように、保険金がらみの事件には、保険金詐取を画策する犯人のそばで、被害者が陰謀にはまってしまうケースが少なくない。

人と人とのきずながギスギスしたものになるのも困りもので、「人を見たら泥棒と思え」などとは決して言いたくはない。しかし、こうした、きたない犯罪にまき込まれないためにも自分の身を守るのは自分しかいないということは、だれしも自覚すべきである。

※1アセトアミノフェン……フェナセチンの代謝産物で有用性を増した薬剤。p-アミノフェノール系（非ピリン系）に属し、酸性非ステロイド消炎薬には分類されない解熱鎮痛薬で、末梢性《まつしょう》よりも中枢性に働くといわれている。過度の解熱作用により低体温を引き起こしたり腎障害を起こすことがあり、フェナセチンの長期使用の問題がアメリカで社会問題化したことがある。

※2水性肺水腫、水性肺気腫、錐体《すいたい》内出血……一般の肺水腫の場合、肺を圧迫しなくても蛋白《たんぱく》に富む液体が多量に流れ出るが、これに対して割面を圧迫すると泡沫《ほうまつ》液が多量に流れ出る状態を水性肺水腫という。一方、水性肺気腫は、肺に液体が侵入し、肺の末梢部で気腫が起こった状態。錐体内出血（本書73ページ「錐体内に残された死者からのメッセージ」参照）も含めて、いずれも溺死体の代表的特徴である。

9

不審死の真相は事故か病死か?

——元監察医の保険金事故鑑定ファイル

見誤った死因がトラブルを生む

いわゆる変死体が発見されたとき、それが犯罪によるものでないと思われても、死因の特定はきちんと行うべきである。検死や解剖から、犯罪に巻き込まれたとわかることもあるからだ。

かりにその時点で見過ごされたとしても、別件で逮捕された犯人が、過去の犯罪を自白するようなことも現実に多々ある。そのとき記録さえしっかり残っていれば、死体所見から犯人の自白が事実か否かを判断することもできるし、変死体の記録を残しておくことは、社会的にも意味のあることだ。

むろんこの記録は、ただ残せばいいというものではなく、きちんとした検死や解剖を行い、正確なデータを得た上で行う必要がある。そのためにも、法医学の専門家の手によって行われるのが理想というのが私の考えだ。

ところが、法医学の専門家が検死や解剖を行いながら変死体の死因特定を行う、いわゆる監察医制度があるのは、東京、横浜、名古屋、大阪、神戸の五大都市にすぎない。その他の地域では、一般の臨床医がこれを代行し、少なからず問題を生じさせていることは前にも触れた。

つまらないトラブルを避けるためにも、法医学の専門家による検死システムを全国的に普及させ、この種のミスは防ぎたいものだ。

次の事故の場合も、専門家が検死を行っていれば、保険会社と遺族との争いを引き起こすこともなかっただろう。家族で温泉を訪れていた男性（事故当時51歳）が、大浴場で突然死したというケースだ。

男性の死体は、警察官立ち会いの下に臨床医が検死を行い、死因は泥酔状態にあったために大浴場で転倒した上での溺死《できし》と判断された。医師がそう認めた根拠は、体にあった擦過傷と、口腔内に確認した細小白色泡沫《ほうまつ》液だった。

男性には保険がかけられており、その契約は災害時倍額補償になっていたので、受取人である遺族から保険金の請求がなされた際、保険会社も慎重に調査を行った。溺死と判断した医師がその根拠としていた口腔内の泡については、遺体の発見者や駆けつけた救急隊員は見ていないことがわかったのは、まさにその調査がきっかけだった。

そこで臨床医が発行した死体検案書に保険会社が異議を唱えたことから、受取人と保険会社がぶつかり、民事裁判の場で争われることになった。

裁判の記録によれば、男性は湯船にうつ伏せに浮いているところを旅館の従業員に発見された。従業員は、そのままの状態で上半身を流し場まで引き上げたが、このとき口のまわりに泡のようなものはなかったと証言している。

その後、通報を受けた救急隊員が現場に到着し、男性をあお向けにして、三人がかりで流し場に引き上げた。すぐに人工呼吸、心臓マッサージを試みた救急隊員も、やはり口のまわりや口腔内を確認しているが、この時点でも泡は見ていないとある。また、人工呼吸、心臓マッサージを必死に行ったが、水も吐かなかったようだ。

その後、男性は病院に運ばれ、医師が人工呼吸、心臓マッサージを行ったが、このときも口や鼻から水は出なかった。実は、死亡後、この医師が警察官の立ち会いの下に検死を行ったわけだが、その際、口腔内に細小白色泡沫液を認めたので溺死と判断したのである。また、男性は当時泥酔状態にあり、体には擦過傷がいくつかあったので、浴槽での溺死に至った理由として、大浴場内で転倒したと推察したというのが顚末《てんまつ》だ。

経験が真相を教えてくれた泡沫液の謎《なぞ》

裁判所から鑑定依頼を受け、送付された資料に目を通した私の頭の中には、すぐに様々な疑問が浮かんだ。

男性が湯船で浮遊しているところを発見されたとき、証言どおりうつ伏せに浮かんでいたというなら、浮き袋の役目を果たしていた肺には十分な空気が入っていたことになる。また、細小白色泡沫液がいつ発見されたかも問題で、検死の際までだれも見ていないというのは不自然だった。

実は、なぜそのようなことが起こったのか、監察医として三十年間変死体を見続けてきた私には、経験的にすぐに理解することができた。くも膜下出血が起こった場合、肺の鬱血《うっけつ》、水腫《すいしゅ》が著明に見られ、ときに溺水吸引と見誤るほど肺水腫は高度だ。この状況下で、人工呼吸や心臓マッサージを長い間行えば、肺の鬱血、水腫が肺の空気と混合して白色泡沫液をつくり出し、口腔内に吹き出してくる。

すなわち、溺死体を見慣れていない臨床医は、これを溺死の所見と見誤ったのではないかというのが、率直な感想だった。

漠然とそんなことを思いながら、死体所見と状況を再度確認し、男性が亡くなった状況を丁寧に推察することにした。

裁判所から送られてきた資料には、死体の前額部と背面など合計六ヵ所に擦過傷があることが記載されている。残念ながら生活反応の有無までの説明はないが、体のどの場所にあったかは細かに記されていた。

これらは、前額部と背面という正反対の場所にあるので、転倒したときにできた転倒外傷と一括して考えるのはやはり無理があるように思えた。そこで、状況証言を参考に、この擦過傷がどのようにできたかという問題から、まずは推察することにした。

六つの擦過傷の中でも特に私が注目したのは、左右に走る左臀部《でんぶ》のものだ。これは浴槽の縁でできたと考えられるので、男性は両足を湯船に入れ、縁の部分に腰かけていたのではないかと推察した。その際、なんらかの原因で意識を失いながら後方へ倒れかけたので、左臀部に加重がかかったということなのだろう。

男性の体は、やや右側に傾きながら、なおも縁に接触しながら体を引きずるようにしてそのままずるずると湯船の中に入ったにちがいない。右臀部、右腰部、右肩甲背面上方にある下から上に向かってできた擦過傷は、その状況を如実に物語っていた。

そうなると、難しいのは前額部の二つの小さな傷だ。体を斜めにひねりながら湯船に入ったので、遺体が回転し、うつ伏せで発見されたのは不自然ではない。しかし、前額部の擦過傷がいつできたかという点で最も判断に苦しんだ。

証言によれば、第一発見者はうつ伏せ状態にあった遺体の上半身を抱えてひとりで流し場に引き上げようと試みていた。そのとき傷を形成した可能性も高く、実際、この時点では遺体の前額部は浴槽わきにある排水溝の上にあったそうなので、二つのうちのひとつはこれをふさいでいた金属のふたに当たっているうちにできた圧迫痕《こん》と考えてまずまちがいない。

問題は、もうひとつのしっかりとした擦過傷だ。これは湯船に倒れ込むときにできたとも考えられるが、状況からして、結局、第一発見者が遺体を引きずり上げる際にできたものだろうと判断した。

湯船にうつ伏せで浮いていたというから、顔面には鬱血が生じていたにちがいない。あるいはすでに死斑《しはん》になっていたかもしれないが、いずれにせよ、死後の擦過傷であっても血液はにじみ出るし、それが出血のように見え、生活反応の有無を肉眼で区別するのを難しくしていたと考えられた。

「死者を守る」だけが法医学の役割ではない

以上が、私が死体所見、状況から導き出した男性の死の真相で、鑑定書にはその旨を書いた。また、そもそもの原因が泥酔状態による転倒という説も不自然に思えたので、これを否定する意見もつけた。

例えば、湯船の縁に腰かけているときに、なんらかの拍子で右後方へ転倒したと考えられなくもないが、その場合は、後頭部に転倒外傷がなければ不自然だ。現実には、後頭部には頭皮の腫脹や打撲の痕跡はなく、頭蓋《ずがい》骨骨折や外傷性のくも膜下出血、脳挫《ざしよう》傷などの所見もないことからも、転倒が原因でないことは明白である。

また、泥酔による溺死《できし》の可能性も、このケースでは明確に否定できる。泥酔状態での事故死の場合、普通は大量の溺水を吸引するので溺没状態で発見されることが多く、また、細小白色泡沫液も多量に認めることができる。これは、男性の死体所見と一致しない。

結論を再確認すると、男性は旅館の大浴場で入浴中、浴槽の縁に腰かけているときに内因性のくも膜下出血を生じ、そのまま右後方に倒れ込みながら体を浴槽内に移動させ回転したので、うつ伏せで湯船に浮いていたというのが真相だろう。

解剖記録などがあればまた話は別だが、死体所見、状況からはこれ以外の答えは導き出せないように思えた。

蛇足ながら、このケースでは、かりに溺死体を見慣れた法医学の専門家が検死を行っていれば、後にこじれて民事裁判の場で保険会社と遺族がわざわざ争うこともなかった。

法医学は、「死者の権利を守るもの」というのは、私の持論でもあり、確かなことである。しかし、後に残された者たちに混乱を生じさせないためにも、必要不可欠なものであることも忘れてはならない。

死因は自殺か心中か、それとも事故死か……

法医学の専門家による検死システムの全国普及について、私はこの本の中でもすでにその必要性を強く訴えた。

犯罪がらみの事件のみならず、事故死などの場合にも死因をきちんと特定することは重要である。そのことをあらためて強調する意味で、裁判所から鑑定を依頼された保険金がらみの事故をもうひとつ紹介しておこう。

もうずいぶん昔のことだ。ともに二十歳前後の若い男女が、列車にはねられて亡くなった。事故現場は、本来なら人が入れるはずのない線路内だった。二人を見つけた運転士は、警笛を鳴らし、すぐにブレーキをかけたそうだが、間に合わず二人ともはね飛ばしたという。

状況からして、この事故は心中事件と見られた。ところが、遺書もなく、心中するような理由も特にない。結局、自殺か無理心中か、あるいは事故かは不詳であるという判断が下された。

亡くなった二人のうち、女性には生命保険がかけられており、この曖昧《あいまい》な判断に保険会社もあわてた。加入時期からすでに一年間は過ぎているので、自殺だとしても保険金は支払わなければならないから問題はない。ところが、自殺か事故死なのか、そのちがいによっては支払額にも大きく差が生じてくる。その判断をしかねるのだ。

そこで、監察医時代から数々の轢断《れきだん》事故を見てきた私に、参考意見が求められた。相談内容は、死体所見や状況から自殺か事故死かの推察ができないかということだった。

女性の遺体は、警察官の立ち会いの下、大学の法医学教室の医師が検死を行っていた。その際に認められた主な外傷は、左側頭部頭蓋開放骨折、左上腕骨完全骨折、肋骨《ろっこつ》多発骨折、右脛骨《けいこつ》・右腓骨《ひこつ》完全骨折、それに左右外耳道出血、鼻血出血などである。医師は、直接死因をこの中の頭蓋底骨折（左側頭部頭蓋開放骨折）としていた。

問題は、どのようにしてこの頭蓋底骨折ができたかということだが、死体検案書にある医師の意見では、列車と衝突したための頭部打撲とされていた。私もこの見解に賛成で、死体所見から考えてもそうとしか思えなかった。

例えば、このケースに関しては、可能性として、列車が通過した際の風圧で女性がはねられたと考えることもできる。ただし、監察医として二万体の変死体を見続けてきた経験から言えば、風圧事故で即死したケースは皆無なのだ。

唯一の例外として、風圧によって高い土手から転落した拍子に首の骨を骨折し、頸髄損傷で亡くなった人がいたが、この人の体には、当然、列車と衝突したときに生ずる著しい損傷はなかった。

ところが、先のとおり女性の体にはおびただしい骨折が見られるので、風圧ではね飛ばされたなどという推論が入り込む余地はないのである。

真相解明に不可欠な現場状況に対するこだわり

死体所見と現場の状況を合わせて、私が推察した事故発生の様相はこうだ。

女性は、軌道内で立った姿勢で、体の左方向から向かってきた列車の左前面付近と接触した。その際、主として右下肢に体重をかけていた状態にあったので、固定されていない左下肢が列車の進行方向に大きく振られ、骨折をまぬかれたと思われる。

次いで、体が傾きながら右下肢に体重がかかった状態で列車の突出部に接触したので、右脛骨、右腓骨には完全骨折を生じた。同時に、左側頭部、左上腕部、左胸部を列車に強打されたので、この部分に骨折などを生じたということなのだろう。

その後、女性の体はさらに傾き、体重がかけられていた右下腿《かたい》部完全骨折のために体勢が低く崩れた。それが、接触地点から比較的近い軌道外に飛ばされていた理由である。一方、一緒にいた男性は、女性ほど体勢が崩れることはなかったため、彼女よりさらに二〇メートルほど遠い位置まで飛ばされたものと思われる。

なお、運転士の証言によれば、警笛を鳴らし、あわててブレーキをかけたときも、男女は軌道上から動くことはなかったという。二人が風圧ではね飛ばされたなら、逃げる意思があったということで事故死と考えることもできる。しかし、逃げることもせず、現実に列車に接触して亡くなっている以上は、この事故は無理心中ないし合意の上での自殺と結論づけるのがやはり適当であった。

この事故で、検死を行った医師が死体所見から列車との接触を見抜いた方法は、基本的には私のやり方となんら変わるものではない。にもかかわらず、検死の段階で、自殺か事故死かの判断まで行わなかったのは、それがまさに法医学者と監察医のちがいなのだろう。

両者とも、死体所見から死因を推察する専門家には変わりないが、現実には検死のやり方もやや異なっている。あくまで死体所見にこだわるのが法医学者のやり方だとすれば、監察医はこれに加えて、現場の状況にも徹底的にこだわる。こういう姿勢は、日々数多くの変死体の検死を行う中で試行錯誤しながら培ってきたもので、いわば正確な答えを出すための知恵のようなものだ。

監察医の行う行政検死・行政解剖は死者の生前の人権を擁護するとともに、社会の秩序を維持するものである。したがって、ただ単に死因を究明するだけではなく、なぜ死に至ったのか、自殺か災害事故なのかの区別も明確にして、死にまつわる不審・不安を一掃するのが監察医の仕事である。私が言いたいのは、法医学者と監察医のどちらが優れているかという問題ではない。判断材料が多いほうが、導き出される答えの精度が増すのは当然で、これはだれの目にも明らかだ。予断を持つことは正しい判断の妨げになることもあるが、予断を持たないことで、真実を見逃してしまうこともある。続発する保険金がらみの犯罪の場合、特にその傾向が顕著だということは、長崎・佐賀保険金殺人事件が教えてくれた教訓でもある。

だれが変死体の検死を行うにしても、死体検案書を書く前に、必ず保険契約の有無を確認することはすべきである。そうでなければ、増え続ける保険金がらみの犯罪は絶対に防ぐことはできない。

10

家族の無念を晴らした死体のメッセージ

——ある転落事故の話

波紋を呼んだ不注意な死亡診断書

保険金がらみの問題とはやや異なるが、この事故のこともぜひ取り上げておきたい。ある中年男性が、出張先のホテルで階段を踏みはずして転落したという事故である。

頭を打った男性は、事故後、自分の力でなんとか部屋まで戻り、布団に入って休んだそうだ。ところが、朝になって同僚が起こそうとしても、大いびきをかきながら眠り続けているので、異常を感じたらしい。その後、同僚の通報によってすぐに病院に運ばれたものの、結局、男性はそのまま亡くなった。

男性の死は、階段での転倒、転落の際の頭部外傷という外因死であった。この事故が異常だったのは、そうであるにもかかわらず、主治医が警察に変死届も出さずに死亡診断書を交付していた点だ。医師法第二十一条にも明らかに反する行為だった。

患者を診察した医師には、外因死であっても死因はわかるだろう。しかし、頭部外傷を負った原因については、知るはずはない。男性の死亡診断書には、まわりの人の話を聞いて「酩酊《めいてい》状態にあったので、階段で転倒したと思われる」とも書いてあったが、本来、状況は警察の捜査によって決めるべきものなのだ。そうでなければ、偽装殺人のようなものでも、医師の勝手な判断によって事件は隠蔽《いんぺい》されてしまうことになりかねないのである。

男性の死は、出張先のホテルで起こった事故なので、遺族は「労災にあたるのではないか」と会社に主張した。ところが、会社側は、「事故当時酩酊状態にあった」ということの死亡診断書の内容にこだわり、過度の飲酒は勤務外という判断からこれを受けつけなかった。

「これでは、主人も浮かばれないではないか」

途方に暮れた妻と娘が私のもとを訪れ、必死に訴えたのが、この事故の再鑑定を行うそもそものきっかけだった。

むろん真実はひとつしかない。依頼者の要望どおりの意見書を書くことなどできない。しかし、このケースは、変死であるにもかかわらず、警察への届け出もなく死亡診断書が交付されていたりと手続きに問題もある。

また、提示された資料を見るかぎり、医師の判断にも問題があるように思えたので、親子の依頼を引き受けることにした。

酩酊か、頭部外傷による脳障害か⁉

遺族と会社との間では、すでに民事裁判が行われており、会社側の勝訴という裁判所の判断が示されていた。その判決文に書かれていた死体所見としては、左踵部《しょうぶ》創傷、右足首捻挫《ねんざ》、右肩、右上腕部打撲、右耳上部側頭部頭蓋《ずがい》骨骨折、右急性硬膜外血腫《けつしゅ》などが認められていた。

これらの外傷の成因は、階段を降りている途中に誤って転倒、転落したものと思われた。ホテルの従業員の目撃情報も含めて、私はまず事故当時の状況を推察してみることにした。

男性はまず、手すりなどにつかまらずに階段のほぼ中央付近を歩いている際、左足を踏みはずし、左踵部に創傷を形成したと思われる。右足の捻挫は、次の瞬間に右足で体勢を整えようとしたときのものだろう。しかし、体勢は整えられることはなく、男性は体の右側面を下にしながら加速度をもって階段に転倒した。そのため、右肩、右上腕部を強打し、同時に右耳上部の頭蓋骨骨折が生じたと考えられた。

死体所見からは、このとき手すりにつかまるなどの動作をした形跡は見当たらなかった。また、頭蓋骨の骨折は、右後頭部から右耳部の方向に斜めに生じているので、階段の踏み面の角で強打したことがうかがえた。

なお、事故後、現場を通りかかったホテルの従業員の目撃証言によれば、男性は踊り場にうつ伏せの状態で横たわっていたということだが、頭部を反対にしていたその位置は、階段からすべり落ちたそのままの状態と考えるには不自然だった。死体所見から考えても、滑落中に体位を大きく変換するとは考えがたいので、踊り場に落ちてから無意識であるにせよ体を動かして発見時の状態になったと推測された。

問題はここからだ。

事故後、男性が踊り場に横たわっているのを見た従業員は声をかけたが、本人は大丈夫だと返答し、手すりにつかまりながら自力で階段をゆっくり降りていったという。証言では、そのときの様子を見て、「酒臭い」「目がすわっていた」「事故後、ふらふらしながら歩いていた」などの特徴から酩酊状態にあると判断したとあるが、このときの症状が本当に飲酒によるものか、私には疑問が生じていた。

男性が酒臭かったことから、当時飲酒をしていたのは疑いの余地はない。ただ、酔いには個人差があるので、短絡的に酩酊状態だったという結論を下すのは強引である。

実際、この男性は酒に強いほうだったという証言もあった。そもそも階段を歩行中も手すりにつかまらずに中央部分を普通に歩いていたということなので、事故の前に本当に酩酊状態にあったのか、慎重に判断しなければならない。

実は、この男性のように頭部外傷を負った者が、まったく飲酒をしていない状態でも運動失調の出現のためにほろ酔いに似た症状を呈することはよくある。目がすわっているのもまったく同じで、そこから安易に酩酊状態と決めつけることはできないのだ。

これは、ボクシングでダウンした選手の姿を想像してもらうと、わかりやすいだろう。起き上がった選手は、足元がふらつき、目もすわっているが、これは酔いではなく頭部打撲による脳障害の典型的症状なのである。

医師の判断を誤らせた「飲酒」への思い込み

この事故は、飲酒を起因とする可能性は否定できないが、必ずしもそれだけを原因とする結論が正しいとは思えなかった。以上の推察から、意見書にはその旨を書いて提出することにした。

結局、遺族と会社との間で争われていた裁判は、会社側が折れた形で和解した。会社側にしてみれば、遺族と争いたくなかったというのが本音だったのかもしれない。飲酒以外の原因の可能性を示した私の意見書が妥協点を探るチャンスとなり、話し合いで解決に至った。死体に残されたメッセージが、家人の死を嘆き悲しみ、生活不安におびえていた遺族を救ったのである

監察医時代、私はこの男性のような頭部外傷による硬膜外血腫の事例を数多く検死し、解剖も行ってきた。そうした経験を通じて、受傷後もすぐに意識を取り戻し、ほろ酔いのような状態で数時間活動することがあることを知っていた。

ひるがえって、このケースはどうだろうか。医師の見解には、大きな不備こそ見られない。しかし、飲酒という状況に引きずられて、頭部外傷による脳障害と

飲酒酩酊が同じ症状を呈することを考慮しなかったことが、遺族と会社の対立を煽《あお》ったという現実の問題は、真摯《しんし》に受け止めなければなるまい。

飲酒をしていた者が階段で転倒事故を起こせば、すべての原因は飲酒にあると考えたくなるのは当然だ。しかし、検死を行う者が、そのような思い込みに流されていては、真相は見えてこない。

この事故は犯罪がらみのものではなかったが、飲酒による事故と見せかけて殺人が行われることは現実にある問題だ。そのことを私たちは長崎・佐賀保険金殺人事件から学ばなければならないことを何度でも強調しておきたい。

風邪をひけば内科にかかるし、ケガをすれば外科にかかるのは当然だ。それが自分の命を守る上で、当然の選択である。これと同じで、死者の診断は、死体の専門家である法医学の医師が行うのが理想だし、最も安全なのである。

専門外の医師の誤診から、後に殺人事件が発覚したという報道はもう聞き飽きた。犯罪の未然防止の意味でも、死体のメッセージを正確に読み取ることができる専門家による検死システムの全国普及はいまや不可欠なのである。そのことを最後にもう一度、声を大にして訴えたい。

特別対談

『黒い家』は架空の物語ではない

上野正彦VS貴志祐介

貴志祐介（きし・ゆうすけ）プロフィール

作家。一九五九年大阪生まれ。京都大学経済学部卒業後、生命保険会社に八年勤めた後にフリーとなる。九六年、『ISORA』（後に『十三番目の人格《ペルソナ》―ISORA―』と改題）でデビュー。翌九七年、生命保険会社での経験をベースにした『黒い家』で第四回日本ホラー小説大賞を受賞。代表作に『天使の囀《さえず》り』『クリムゾンの迷宮』『青の炎』『硝子《ガラス》のハンマー』などがある。

実際にあった事件が、小説のモデル⁉

上野　保険金殺人をテーマにした『黒い家』[※1]という作品をたいへん興味深く読ませていただきました。先生は以前、生命保険会社に勤めていたということですが、この小説にも、やはりご自身の経験にもとづいて書かれている部分が多々あるようですね。
貴志　ちょうどサラリーマンを辞める最後の年に、主人公と同じ京都支社でまったく同じ死亡保険の査定を行う仕事を担当していました。小説に出てくる支社のスタッフなどは、ほとんどモデルがいてそのまま書いたという感じですし、当時の体験がかなり色濃く出ています。
上野　それから、この小説で描かれている保険金詐欺事件は、不気味ながらリアリティーを感じました。モデルというか、ご自身が体験されたそれらしき事件というのもあるんですか。
貴志　さすがに、あそこまで極端なケースはありません。私が実際に体験したのは、小説の冒頭に書いたような保険金詐欺事件です。印影のちがう印鑑をわざと窓口に持ってきて、解約手続きができないようにしてから、後に「おかげで会社が不渡りを出したから、賠償金を払え」と難癖をつけてきたりするもので、こういう細かいトラブルは、本当にいろんなものがありました。

上野　保険会社の現場にいても、さすがに凶悪な保険金殺人に巡り合う機会はそう滅多にあるものではないということですね。

貴志　しかし、『黒い家』に描かれている保険金事件そのものは、保険業界で実際にあった出来事をモデルにしていることもたしかです。過去のいろんな事件の要素をひとつずつ入れて書いたという感じです。

予想されていた「保険金目的の実子殺し」の登場

上野　この小説の中に出てくる、両手首を切って保険金を請求するという話は、私も昔聞いたことがあります。

貴志　やはり先生もご存じですか。

上野　まだ現役の監察医の頃、だれもいない工場で、借金だらけの社長が裁断機に両手を取られて、後に何千万円かの保険金を請求した。たしか目撃者もいなくて、故意なのか過失なのかわからず、保険会社と家族がそれぞれ法医学者に鑑定を依頼していたのを覚えています。

貴志　そこまでは知りませんでした。

上野　腹立たしかったのは、そのとき二人の法医学者が、それぞれの依頼主に有利な鑑定を行ったことです。体に残された痕跡《こんせき》や現場の状況から鑑定すれば、結論がまったく正反対になるなど考えがたい。私には、ちょっと考えられないことでした。

貴志　事実をありのままに伝えるというのが、先生のような監察医の基本的スタンスですからね。それにしても、あのような事件は、常識で考えると「まずそんなことはしないだろう」とまわりはどうしても考えたくなる。しかし、現実には、常軌を逸する事件というのはあるものですね。

上野　『黒い家』の中に描かれていた保険金目的の実子殺しなども、信じられないことだが最近はけっこう増えている。本当に嘆かわしいことです。

貴志　この本は一九九七年に出版していますが、執筆当時はまだ、保険金目的の実子殺しなどほとんどなかった。すべての資料を当たったわけではありませんが、保険金目的にわが子を殺すというのは、さすがに当時の日本ではまれだったと思います。しかし、保険制度のはじめから犯罪がついて回っていたし、外国では実子を殺害するケースも実際にはあった。ですから、執筆中は「当然日本でもあり得ないということはないだろう」と考えていましたが、最近になってマスコミ報道でこんなに頻繁に目にするようになるとは、本当に思いもよりませんでした。

出刃包丁は、料理の道具にも凶器にもなる

上野　そういえば、この作品の中の保険金詐欺を行う夫婦は、どことなく和歌山[※2]のカレー事件の林夫妻を彷彿《ほうふつ》させますね。

貴志　事件が表面化する前に小説は書き上げているし、偶然の一致にすぎませんが、自分でもたしかに似ていると思いました。あの事件のおかげで、当時ほぼ決まっていた『黒い家』の映画化も延期されたくらいです。「あの二人が小説のモデルではないか」と考える人がいても、不思議ではないと思います。

上野　作家のほうが意識していなくても、相手は先生の作品に注目していたかもしれない。犯罪を起こす人の中には、小説などを読んで、本に赤線を引きながら

犯罪の手口を勉強している輩《やから》もいます。現役の監察医だった頃は、そういう話を嫌というほど聞かされました。
貴志　やはりそういうものですか。
上野　私が扱った事件の中にも実際いくつかありました。まあ、そういうケースでは、こちらは死因を解明するのも楽でしたけど（笑）。
貴志　犯罪の手口が公開されているので、偽装を施されてもわかるということですか。
上野　そうですね。それから、作家というのは、必ずしも先生のように綿密な取材にもとづいて書いている人ばかりではないということです。法医学的知識がない人が書いた完全犯罪の手口をそのまま実行しても、監察医の目から見ればもう穴だらけですから。
貴志　なるほど、死体に残されたメッセージを読み取ることを仕事にしてきた先生からすれば、素人が頭の中で考えた完全犯罪の手口を見破ることなど簡単だということですね。それにしても、小説の中の犯罪の手口を模倣されるというのは、やはり作者としてはいい気持ちはしないものです。
上野　作者には犯罪の手伝いをするつもりなどないのに、人を楽しませるというその心を犯罪者が踏みにじっているわけですから困りものです。模倣犯が出てくると、小説の作者にも風当たりが強くなって、結果的に人々の娯楽が奪われることにもなりかねない。本当に困った問題です。

貴志　ミステリー作家の間でも、実際に犯罪に利用されそうな部分、例えば毒物の名前を書かないといったような配慮をしているようです。犯罪を誘発しないための、いわば暗黙のルールです。

上野　沖縄[※3]のトリカブトの事件のときは、私もマスコミへの取材対応に気を使わされたのを覚えています。自然に存在するもので、簡単に入手できるわけだから、報道機関にどこまで情報を提供していいものか悩みました。自分が話したことで、犯罪を誘発するようなことがあってはなりませんから。

貴志　あの事件は、ある推理作家の作品をヒントにしていたと聞いたことがあります。直接読んではいませんが、おそらくトリカブトを採取する描写もあったと思います。こういう話を聞くと、やはり作家は心して書かなければならないと考えさせられます。

上野　自分が書いてきたものもそうですが、犯罪のテクニックに触れている本は、出刃包丁と同じです。出刃包丁はおいしい料理をつくるために必要なものだけど、やましい心でこれを握れば凶器にもなる。医学的知識もそうですが、世の中のものはみんな諸刃《もろは》の剣のようなものなんです。そのことを本を読む人にもわかってもらいたいものです。

貴志　おっしゃるとおりです。

上野　ちなみに、『黒い家』の執筆の際は、なにか注意されたことはありましたか。

貴志　殺害の手口自体は非常に原始的というか、荒っぽいやり方だったので、模倣されることはないと考えていました。

上野　むしろ保険会社あたりから、「あまり内情を暴露しないでほしい」と要望があったというところですか。あの作品の中で描かれている保険会社の姿も、ものすごくリアリティーがありますからね（笑）。

貴志　そうですね。直接の圧力のようなものはもちろんありませんが、あまり書いてほしくないものも二、三あったようです（苦笑）。

増え続ける保険金詐欺事件は、長引く不況が原因か

上野　話は変わりますが、これからの犯罪の主流は、保険金がらみのものになるだろうと私は考えています。それともうひとつは、イジメがからんだものや、キレる、ムカつくとか、こういうものですね。
貴志　私もまったく同じように考えています。
上野　そうすると、先生が保険金がらみの事件を扱った小説を書いたきっかけも、今後この種の事件が増えていくという予感があったからだと考えてよろしいですか。
貴志　八年間保険会社にいたといっても、現場にいたのは最後の一年だけなんです。そのときは、入院給付金の詐欺事件の多さに、本当に驚かされたものです。とにかく異常な数で、ほとんど全国津々浦々、どの支社でも必ずあるという問題でした。現場にいて、社会のモラルの崩壊のようなものをまざまざと感じました。
上野　いまのように不況が長引くと、その種の詐欺事件はさらに増えるでしょう。
貴志　当時からすでにその兆候はありました。バブル崩壊後の不況の影響を受け

て、こういう事件は今後さらに増えるんじゃないかなという予感めいたものもあったし、実際にそうなっているように思います。
上野　現実の問題として、保険金がらみの事故は、産業のない、経済的に貧しい地域に集中している。鑑定を依頼される事件の地域性を見ていても、それは痛切に感じます。
貴志　地域性の問題は、データから見ても経済的に問題のある地域にこの種の問題が多いというのはたしかにありました。
上野　生活に困窮している状態であれば、人間、よからぬことを考えて、悪事を働いてでも金を得ようとするのはやむを得ないことなのかもしれない。こういう事件を防ぐには、福祉の充実とか、やはり生活苦から人々を救わなければなりません。
貴志　それでも事件を起こす人はいるでしょうが、経済的によくなれば、保険金がらみの犯罪の件数は確実に減ると思います。

事件の増加には、保険会社にも責任の一端がある

上野　まだ現役の監察医だった頃、データを分析してこんな傾向に気づいたことがありました。保険に加入してからちょうど一年を過ぎてから自殺する人が多いんです。

貴志　いまは、自殺でも保険に加入してから一年過ぎれば全額支払うという契約システムになっていますからね。

上野　その中には、犯罪がらみのものも少なからずありました。だから検死に行くときは、必ず亡くなった人が金額としていくらの生命保険に入っていたか、まず聞くようにしたものです。

貴志　検死を行う側が、それを心がけているだけでも、怪しいケースはすぐわかりそうですね。

上野　保険金が何億円もかけられていたり、生活レベルに比べて明らかにおかしい場合は、警察にも厳しく捜査をしてもらうように頼みます。契約日はいつで、どんな事情で保険に入ったとか、そういうのも確認していないと、「事故死です」

などという死体検案書を軽々しく書くことはできません。

貴志　変死体を扱う医師は、だれもがそういう姿勢で検死を行っているのですか。そうであれば、保険金殺人などはもっと減るように思いますが……。

上野　法律上、検死は普通の医師でもできることになっているので、法医学の専門家以外が担当している場合は、そういう見方をしないのがむしろ普通です。例えば、長崎[※4]の事件でも、一番目の夫殺しの事件を専門的な知識を持ち合わせていない人が死体を見たから、背の立つ浅瀬で泳げる人が亡くなっても、奥さんがそばにいたし、本人も酔っていたという状況から単純な事故死で片づけて処理したのでしょう。

貴志　あの時点できちんと捜査がなされていれば、子どもは死なずにすんだわけですよね。その意味では、憤りを感じます。

上野　話を戻しますが、かなり昔、災害時倍額補償つきの保険が登場した頃にも「保険金がらみの犯罪が増えるのではないか」と心配したのを覚えています。保険に加入する人は、突発的な事故の場合、補償を手厚くしてもらえるのはありがたい。しかし、実際には自殺や病死なのに事故死を装うこともあるくらいですから、先ほど触れた保険加入から一年後に自殺するケースも含めて、保険金がらみのトラブルが増えたのは保険会社の対応にも責任があるように思います。

貴志　災害の場合、保険金が倍額になる契約はたしかに多いと言えます。病気などにも防ぎようのないものもありますが、節制すればたいていはなんとかなる。ところが、交通事故のような災害では、相手の不注意が原因となるとこれはもう防ぎようがありません。こういう突発的事故の場合、保険を手厚くすること自体は、必ずしも悪いことではないと思いますが……。

上野　保険会社は善意から提供しているつもりでも、悪質な連中はこれを逆手に取って儲《もう》けようと考えている。そのことについて、保険会社としてもなんらかの手を打たなければ、事件を防ぐことはできないでしょう。実際、火事で焼死したという話を聞いて現場に行ってみると、「私は殺されたんです。全身のやけどはその後の放火でできたものです」と死体が私に訴えかけているケースも多々ありましたから。

貴志　監察医の手にかかれば、死体所見からそういうのもすべてわかるわけですね。それにしても、こういう事件は多い。私が知っているところでは、傾きかけた会社の経営者が、従業員に生命保険をかけてから従業員宿舎に放火したというケースがありました。本当に許しがたい行為です。

上野　先生の本の中にもあったように、金欲しさに自分の指を落とすというのならまだわかります。そうではなく他人の命をねらうわけですから、本当にもうあきれた話です。

モラルリスク病院と悪徳弁護士が問題を深刻化させている

上野　最近の保険金がらみの事件で、特に先生の印象に残ったものはありますか。

貴志　和歌山や長崎の事件も含めてすべてです。明るみにでただけでも、保険金犯罪史に残るようなものが次々と出てきていますから。

上野　しかも、それは氷山の一角にすぎない可能性もあるわけです。

貴志　事件が発覚せず、成功しているものも相当数あると思います。想像するだけで、ぞっとさせられます。

上野　まあ、殺人にまで至るケースはともかくとしても、入院給付金の不正請求を行うことくらいは日常的に行われているでしょう。

貴志　一番多いのは、やはりそのパターンです。例えばまじめに働いていたタクシーの運転手さんが、たまたま追突事故に巻き込まれて入院する。最近の不景気でタクシー業界も厳しいようですが、そうなると、遊んでいながらにして普段の何倍もの収入がある状態に味をしめるようなこともあるわけです。人間は、だれしも誘惑に弱い部分がありますから。

上野　それをまわりが見過ごして許してしまうと、結果的に犯行をエスカレートさせてしまう。カレー事件のあの夫婦も給付金で生活していたわけですが、保険金を支払った保険会社の責任も大きいと思います。なにも仕事をしていないのに、多額の生命保険に入っていること自体おかしなことで、まわりが気づかなければおかしいでしょう。

貴志　和歌山のケースで一番おかしいと思ったのは、高度傷害保険金を夫婦がもらっていたということです。本来ならば、あれは本当に重い障害にならなければ支払われない。死亡保険金と同額ですから。

上野　ところが、保険金をもらった本人は、自転車でちょろちょろとそこらを元気に走り回っていた（苦笑）。医者の診断書のおかげで、一級の身体障害者になったからああいう状態がまかり通っていたわけだけど、あれは本当に許せない。

貴志　悪質なモラルリスク[※5]病院の話は『黒い家』の中にも書きましたが、平気でウソの診断書が書ける医師には、ちょっと首をかしげざるを得ない。

上野　同じ医師の立場として、そういう気持ちもわからなくはないんです。この人は体が不自由で気の毒だから、なるべくいい待遇を受けさせてあげたいと考えたくなることはある。しかし、二級なのに一級にしてしまう、そういう事実をねじ曲げた診断をすることは、医者としては絶対に許されないことです。

貴志　モラルリスク病院の問題はもっと深刻で、病院の経営に苦しんでいるところが多く、そこから暴力団がらみの人間とか、いろんな輩《やから》につけねらわれていくのがパターンのようです。いったん手中にされてしまうと、診断書など出し放題の状態です。

上野　そういうケースでも、基本的に保険会社は、反論の余地もないわけですね。

貴志　一応、正式な診断書なので、絶対にちがうと反論できる材料でもなければ、保険金を支払わざるを得ない。医師会のほうは、「そのような悪質な病院は存在しない」という建前しか言わないので、保険業界としても困っているようです。

上野　小説の中にも、そういう悪質な病院を利用して、百二十日ごとに病名を変えながら入院給付金をもらっている人の話が書かれていましたね。

貴志　あれも実話です。むち打ち症で入院していたはずが、入院期間の限度を超えると、突然病名が肝硬変に変わっているといったケースもありました（苦笑）。

上野　それもこれも、医者がいい加減な診断書を書くから不正がまかり通る。医者になるのに、はじめから金儲けを考えているような人は医学部に来てもらいたくないものです。医学というのは人の命を扱う大切なもので、本来は金儲けの道具として使われるべきものではないわけですから。

貴志　医者だけではなく、最近の法律家の姿勢にもそれは感じます。金さえもらえば、どんな理不尽な主張でもそれに沿って戦えばいいのかと、いまの弁護士のあり方には非常に疑問を感じます。

上野　しかし、弁護士さんは、悪でも弁護しなければならないという面もある。

貴志　殺人とか重大な犯罪を犯したら弁護しないというのも、たしかに問題です。しかし、明らかに虚偽の主張だとわかっているのに、その主張に弁護士が加担するのもおかしい。保険金がらみの事件が多発する理由は、こういう社会全体のモラルの崩壊とも決して無縁ではないように思います。

調査員が、ドラマの主人公のように活躍できれば問題ないが……

上野　テレビドラマなどを見るかぎりでは、生命保険会社の調査員が大活躍して、保険金殺人などの難事件を解決するという勇ましい姿が描かれています。不正があってもそれをあばくことができれば、保険金がらみの犯罪も防ぐことはできますが、現実には、さすがにああはいかないでしょう。

貴志　調査員の仕事というのは、いろんな病院を回って、例えばガンで亡くなった人が保険契約の前にそういったことで診療を受けてないかを聞いて回るのが実際、九割方です。もともと警察のような捜査権があるわけではないので、優秀な調査員でも調査能力には限界がある。保険金の請求を受けた段階で、調査員が不正請求に対処するという方法では、やはり自《おの》ずと限界があるように思います。

上野　そうすると、保険金がらみの事件を未然に防ぐには、やはり契約時のチェックが大事だというわけですね。

貴志　保険業界には逆選択という言葉がありますが、病気や経済的困窮などから自分はリスクが大きいと自覚している人のほうが、生命保険に引き寄せられてくるという傾向があります。その意味では、だれでも無制限に加入させていたら、保険料の支払いがかさんでしまって、月々の掛け金の値上げなどで一般の加入者に不利益になってしまうこともある。これを防ぐためにも、加入時の審査は慎重にやるべきなんですが……。

上野　現実には、保険会社の本音は「一件でも多く契約を増やしたい」だから、審査が甘くなることもあるわけですね。

貴志　やはり営利を目的としている会社ですから、多少のチェック漏れが出てくるのもやむを得ないとは思います。保険を勧誘する人たちにしても、契約件数で歩合給も変われば、基本給の額を左右する資格も変わってくるという具合で、本当に死活問題です。しかし、その結果として、保険金殺人のような犯罪を誘発してしまったら、保険の理念そのものに反することになる。業界として、なんらかの手を打っていかなければならないというのは、だれしも感じていることだと思います。

上野　例えば消費者金融などでは、この人はどこどこにいくらの借り入れがあるというのがすぐにわかるデータを管理するシステムを業界で導入し、多重債務者の問題に対処しています。保険業界では、この人はどこの会社に、いつ、どこで、いくらの保険に入っているというのがすぐにわかるような検索システムはないのですか。

貴志　生命保険協会という団体がありまして、そこに類似した制度はあります。しかし、すべての情報が登録されているわけではなく、ある一定の条件を満たした契約のデータしか登録されません。このあたりは悪用されかねないので、あまり詳しいことは言えませんが……。

上野　すべての契約を検索できないとなると、保険制度を使って金儲けをされるリスクを保険会社も回避できない。いまのシステムをもっときめ細かなものにしていかないことには、保険金がらみの犯罪を防ぐことはできないでしょう。

貴志　本当に先生のおっしゃるとおりなんですが、保険会社としては二つの理由からそれに消極的のようです。保険契約の件数が膨大なので、事務負担が増人して経費がかさむというのが第一点。もうひとつは、顧客情報を集めたこのデータベースが、他社の営業に利用されないかという懸念です。

上野　なるほど。

貴志　つまり、営業的なデメリットを考えれば、他社には手の内を隠しておきたいというのが保険会社の本音のようです。例えば、たくさんの保険に入っている人の情報をどこの会社も入手できるとなると、「この人は頼めば保険に入ってくれる人ではないか」というふうに、せっかくのお得意先が他社の営業ターゲットにされかねない。金融ビッグバンで、いまは業界内の競争も激化しているので、顧客情報が漏れるとどこの会社も困ってしまうわけです。

上野　そうは言っても、これだけ保険金殺人事件が増えているとなると、保険業界として手をこまねいて見ているわけにはいかない。
貴志　私もそう考えています。ところが、実際に業界として考えているのは、情報管理を業界として行うのではなく、加入時に他の生保とどんな契約をしているのか、契約者に告知義務を設けるというものです。
上野　もし告知していなかったことが保険金の請求時にわかったら、保険金が支払われないこともあるというわけですね。保険金詐欺を完全に防げるとは思えませんが、なかなかいいシステムではありますね。
貴志　なにもやらないよりはましですが、これにも問題が二つあります。契約者に不利を押しつけるのがひとつと、データベース化によって他社も含めた契約の情報を管理しているわけではないので、現実には必ずしも虚偽の申告を見破ることができないということです。
上野　例えば、付き合いで入っていた他社の保険が一件あって、それを忘れていて申告しなかったために、保険金が支払われないということもあるわけですね。
それも困りますね。
貴志　原理的にはあり得る話なんです。やっぱり、保険業界全体で情報を管理し、それを犯罪防止に生かしていくシステムが必要だと思います。

上野　それにしても、現場を離れてだいぶ経つのに、先生は最近の保険業界の事情にもずいぶん詳しいようですね（笑）。

貴志　ええ、興味があるせいか、いまだに情報収集は怠らずに続けています。この知識を次の作品に生かすかどうかは、まったくの別問題ですが（苦笑）。

上野　そういう綿密な調査をベースにして書かれているから、『黒い家』はリアリティーのある面白い作品になっているということがよくわかりました。

求められる法医学の専門家による検死制度の普及

貴志　私自身は、保険金がらみの事件で最も困るのは、一度成功すると、犯人が味をしめて二度、三度と同じような犯行を繰り返すことだと考えています。そうやって発覚したのが、先ほどの和歌山や長崎の事件ですが、こういうのはやはり一度目でまわりが気づかなければまずいと思います。

上野　三度目に摘発しても、一度目、二度目で殺された人は帰ってきませんからね。沖縄のトリカブトの事件なんかも、三人目で事件は発覚しています。

貴志　保険業界が増加する保険金殺人などの重大事件に対処していくのもたしかに大切ですが、この種の事件を防ぐには、やはり監察医の役割も重要だと感じています。そのあたりはどうお考えですか。

上野　監察医というのは、いわば死者の通訳のようなものです。死体に残されたメッセージをしっかり読み取って、死者の言い分を代弁してあげられる優秀な監察医にかかれば、偽装殺人のようなケースは簡単に見破ることはできる。現場を離れて、『死体は語る』[※6]という本を書いた頃からずっと主張していることですが、死者の人権を守るためにも、変死体の検死は必ず法医学の専門家が行う監察医制度のようなものを全国的に普及させるべきだと考えています。

貴志　ところが、犯罪防止に有効なこれだけすばらしいシステムが、実際にはなかなか充実していかない。先生の本を読んで驚いたのは、京都や福岡では監察医制度を廃止したという事実です。逆に後退させているというのは、ちょっと信じられませんでした。

上野　戦後、監察医制度が導入された七大都市のうち、京都や福岡は制度そのものをやめています。横浜、名古屋、大阪、神戸にしても、大学の法医学者が嘱託の監察医として検死を行っている状態で、専属の監察医がいるのは東京だけですから。

貴志　それはおそらく予算的な事情もあるのでしょうが、たいへん残念な話です。繰り返しになりますが、長崎で保険金目的に母親が息子を殺害した事件でも、その数年前に事故死に見せかけて殺された夫への偽装工作を見破ることができれば、あの子どもは殺されることはなかった。当時は法医学の専門家による検死も行われなかったそうですが、五大都市にかぎらず、全国的に法医学の専門家が変死体の検死を行うようなシステムが求められているように思います。

上野　現実の問題として、監察医制度が最も充実している東京都では、保険金殺人というのは起こりにくい。偽装を施しても、監察医にすぐに見破られてしまうからです。かねてから監察医制度のようなシステムの全国への普及を訴えてきた私としては、長崎の事件のような報道に触れるたびに、「だから言っただろう」という心境になります。

貴志　保険金を目的とした犯罪が増加している現実を考えると、事故死や自殺を装ったりという犯人の工作に対抗する手段が明らかに求められている。入り口の部分である保険会社でも防止策をとらなければいけないのと同時に、起こってしまったことにきちんと対応する社会システムも必要です。保険金がらみの犯罪を防ぐには、これなくして実現は不可能のように思います。先生には、監察医ないし、それに準ずる制度の全国普及の必要性を、ぜひ今後も訴え続けていっていただきたいものです。

上野　それが私に与えられた役割だと思っていますので、生涯をかけて法医学の専門家による変死体の検死制度の普及を訴えていきたいと考えています。今日はどうもありがとうございました。

※1『黒い家』……保険金殺人をテーマにしたサイコ・サスペンス。一九九九年十一月には映画化され、保険金詐欺を働く不気味な夫婦を西村雅彦、大竹しのぶが好演して話題となった。第四回日本ホラー小説大賞受賞作。角川ホラー文庫。

※2和歌山のカレー事件の林夫妻……数々の保険金詐欺を繰り返し、一九九八年十月に逮捕された林健治被告（逮捕当時53歳）と、元保険外交員の林真須美被告（同37歳）の夫妻。本書**3**参照。

※3沖縄のトリカブトの事件……一九八六年に発覚した保険金殺人事件。本書**3**参照。

※4長崎の事件……一九九九年八月に発覚した、いわゆる長崎・佐賀保険金殺人事件。本書**2**参照。

※5モラルリスク病院……モラルリスクは、生命保険業界の用語で、人間の性格や精神に起因する危険のこと。この語が冠されているモラルリスク病院は、給付金詐欺などの犯罪に関与している病院を指す。

※6『死体は語る』……三十年に及ぶ監察医としての経験をエッセイで綴《つづ》った、元東京都監察医務院長である著者のデビュー作にして代表作。文春文庫。

おわりに　悪質犯罪を防ぐには検死制度の充実しかない

被害者、加害者ともに中学三年生という、ある傷害致死事件の鑑定を依頼された。二人は顔見知りで、放課後、学校の近くの林の中で数人でケンカをしている最中に惨事に至ったということだ。

ケンカの途中、異変に気づいた加害者の少年らは人工呼吸を行ったというから、この時点で呼吸は止まっていたのだろう。連絡を受けて、ほどなくして到着した救急車で被害者はすぐに病院に運ばれたが、ときすでに遅く、少年の遺体は大学の法医学教室に運ばれ、司法解剖によって死因が究明された。

そのときの資料によれば、被害者の少年の肝臓には小さい出血が見られ、右下腹部には腹膜外出血があったとある。執刀医はこれを致命傷と見て、死因は「お腹を蹴《け》られたときの神経性ショック」という判断を下した。

この事件の加害者は十五歳なので、加害者の裁きは少年審判で行われる。その最中、別の大学教授が被害者の少年の死因の再鑑定を行い、「死因はストレス心筋症」という、司法解剖の執刀医とは異なる判断を示した。

その教授の意見書には、被害者はもともと体が弱かったので、それが直接の死因とすべきという旨の意見が記されていた。また、遺体に残されたメッセージである肝臓の出血や右下腹部の腹膜外出血は、加害者の少年らが慣れない人工呼吸を行ったときにできたとされているのである。

結局、裁判長は再鑑定を行った教授の意見を採用し、被害者の少年の死を病死として、加害者の少年に対しては保護観察に付するという条件はつけたものの不起訴処分にした。

この結論に驚いたのは、被害者の両親だ。

ケンカは双方に責任があるものの、わが子を殺したと思われる相手が無罪では納得がいかない。少年審判では、一度下された判断がくつがえされることはないが、民事訴訟でもう一度争うことを決め、「息子の死因をぜひ再鑑定してほしい」と私のもとを訪れたのである。

両親らの求めに応じて、私はまず資料をすべて読み込んだ。さらに、事件当時被害者が身につけていた着衣なども鑑識やご家族から取り寄せ、この目で確認した。

司法解剖の執刀医も再鑑定を行った大学教授もまったく触れていなかったその着衣を見たときは、本当に驚いた。被害者のパンツのちょうど右のお尻《しり》の部分には、血尿が漏れた痕跡《こんせき》がはっきり残っていたからだ。

私はこれを根拠に、少年の死因は腹部に一撃を受けた末の「神経性ショック」という意見書を書いた。

現在係争中のこの事件について、だれの判断が正しいかという問題を論じるつもりはない。にもかかわらず、あえてこの事件のことに触れたのは、日本における検死、あるいは解剖のあり方の問題をただしたかったからである。

事件に巻き込まれた被害者の着衣は、警察の鑑識が証拠として保管するのが常である。司法解剖が行われる場合、執刀医の前には裸の遺体が解剖台の上に運ばれ、そこに残されたメッセージから死因の特定が行われるのが一般的だが、このやり方ではやはり不備が生じてしかるべきと言わざるを得ない。

正しい死因を導き出すには、判断材料は多ければ多いほどよい。現役の監察医時代、私は現場の様子や着衣なども必ず自分の目で確認するように心がけ、警察官も快く協力してくれたものだ。

ところが、問題は、こうした方法が必ずしも検死の際のルールとして現場で徹底されていないという点である。

検死を担当する各々が、自己流の異なる方法でこれに対応しているのが実情だが、これでは大事な所見を見逃す危険もある。あるいは、人によって異なる判断が下されることにもなりかねず、先ほどの事件で見過ごされていた被害者の着衣は、その問題を如実に物語っていたわけである。

この本の中で触れた保険金がらみの殺人事件にしてもしかりだが、ある事件が発生したとき、検死だけで安易な結論を下してしまったために真相を明らかにできず、さらなる事件の発生を許していることは現実に起こっている問題である。

それが検死制度そのものの不備に起因するものならば、やはり社会としてきちんとした対応をしていかなければなるまい。

現実に起こった殺人事件に対応できなかった長崎・佐賀保険金殺人事件に代表されるように、日本の検死制度は、悲しいかなまだまだ遅れているのが実情である。

医療が厚生省なら、検死制度は法務省、警察と行動をともにする現場は地方自治の管轄という具合に、検死と関わる行政機関が複数にまたがっていることが改革を難しくしているのかもしれないが、制度の不備から相次いで問題が起こっているとしたら、「だれの管轄だ」などと悠長なことは言っていられないはずである。

日本がいま、全国レベルで検死制度を見直す時期に差しかかっているということは、だれしも感じていることであろう。

社会として早急に対応がなされることを切に望むと同時に、私自身、そのことを今後とも声を大にして訴えていきたいと考えている。

著者記す

本書は、二〇〇一年一月にぶんか社より刊行された単行本
『死体の叫び　保険金殺人鑑定』を改題、文庫化したものです。

保険金殺人《ほけんきんさつじん》　死体《したい》の声《こえ》を聞《き》け

上野《うえの》正彦《まさひこ》

角川文庫　13457

平成十六年八月二十五日　初版発行

発行者――田口惠司

発行所――株式会社角川書店
東京都千代田区富士見二―十三―三
電話　編集(〇三)三二三八―八五五五
　　　営業(〇三)三二三八―八五二一
〒一〇二―八一七七
振替〇〇一三〇―九―一九五二〇八

印刷所――暁印刷　製本所――コオトブックライン

装幀者――杉浦康平

う 11-7　　ISBN4-04-340007-1　C0195

角川文庫発刊に際して

角　川　源　義

第二次世界大戦の敗北は、軍事力の敗北であった以上に、私たちの若い文化力の敗退であった。私たちの文化が戦争に対して如何に無力であり、単なるあだ花に過ぎなかったかを、私たちは身を以て体験し痛感した。西洋近代文化の摂取にとって、明治以後八十年の歳月は決して短かすぎたとは言えない。にもかかわらず、近代文化の伝統を確立し、自由な批判と柔軟な良識に富む文化層として自らを形成することに私たちは失敗して来た。そしてこれは、各層への文化の普及滲透を任務とする出版人の責任でもあった。

一九四五年以来、私たちは再び振出しに戻り、第一歩から踏み出すことを余儀なくされた。これは大きな不幸ではあるが、反面、これまでの混沌・未熟・歪曲の中にあった我が国の文化に秩序と確たる基礎を齎らすためには絶好の機会でもある。角川書店は、このような祖国の文化的危機にあたり、微力をも顧みず再建の礎石たるべき抱負と決意とをもって出発したが、ここに創立以来の念願を果すべく角川文庫を発刊する。これまで刊行されたあらゆる全集叢書文庫類の長所と短所とを検討し、古今東西の不朽の典籍を、良心的編集のもとに、廉価に、そして書架にふさわしい美本として、多くのひとびとに提供しようとする。しかし私たちは徒らに百科全書的な知識のジレッタントを作ることを目的とせず、あくまで祖国の文化に秩序と再建への道を示し、この文庫を角川書店の栄ある事業として、今後永久に継続発展せしめ、学芸と教養との殿堂として大成せんことを期したい。多くの読書子の愛情ある忠言と支持とによって、この希望と抱負とを完遂せしめられんことを願う。

一九四九年五月三日

角川文庫ベストセラー

辛　酸　田中正造と足尾鉱毒事件　城山三郎
足尾銅山の資本家の言うまま、渡良瀬川流域谷中村を鉱毒の遊水池にする計画は強行！　日本最初の公害問題に激しく抵抗した田中正造を描く。

百戦百勝　働き一両・考え五両　城山三郎
春山豆二は貧農の倅だが、生まれついての利発さと耳学問から徐々に財をなしていく。〝相場の神様〟といわれた人物をモデルにした痛快小説。

花失せては面白からず　―山田教授の生き方・考え方―　城山三郎
忠君愛国を信じ、海軍の少年兵に志願入隊した著者は、敗戦により価値観の転換を迫られる。入学した大学で出会ったのが、山田雄三教授だった。

一歩の距離　小説　予科練　城山三郎
航空隊指令から呼び出しがかかった。「特攻志願する者は一歩前へ」。生死の選択を賭けた練習生の心を通して、戦争の真実を見た表題作、他一編。

忘れ得ぬ翼　城山三郎
太平洋戦争で死を紙一重で免れた男達の心の中には、今も運命を決定した飛行機が飛び続けている。絶望的な戦いを戦わされた飛行機乗り達の物語。

金融腐蝕列島(上)(下)　高杉　良
病める金融業界で苦悩する中堅銀行マンの姿をリアルに描く。今日の銀行が直面している問題に鋭いメスを入れ、日本中を揺るがせた衝撃の話題作。

勇気凜々　高杉　良
放送局の型破り営業マンが会社を興した。イトーヨーカ堂の信頼を得て、その成長と共に見事にベンチャー企業を育てあげた男のロマン。

角川文庫ベストセラー

呪縛(上)(下) 金融腐蝕列島II　高杉良金融不祥事が明るみに出た大手都銀。自らの誇りを賭け、銀行の健全化と再生に向けて、組織の「呪縛」に立ち向かうミドルたちを描いた話題作。

再生(上)(下) 続・金融腐蝕列島　高杉良社外からの攻撃と銀行の論理の狭間で再生に向けて苦闘するミドルの姿、また金融界の現実を圧倒的な迫力で描き、共感を呼んだ、衝撃の力作長編。

青年社長(上)(下)　高杉良小学校からの夢を叶えるため外食ベンチャーに乗り出した渡邊美樹。山積する課題を乗り越え、株式公開を目指す。「和民」創業社長を描く実名小説。

日本企業の表と裏　高杉良／佐高信転換期を迎える日本経済の現状にあって、ビジネスマンの圧倒的支持を受ける高杉良と佐高信が、経済小説作品を通じて企業の実像を本音で語る。

火花 北条民雄の生涯　高山文彦ハンセン病と闘いながら、『いのちの初夜』を著し夭逝した天才作家、北条民雄。その極限のいのちの叫びを綴る感動の長篇。

絵草紙 源氏物語　田辺聖子＝文／岡田嘉夫＝絵原文の香気をたたえ、古典の口吻を伝えつつ、読みやすい言葉で書き下ろしたダイジェスト版。現代の浮世絵師・岡田嘉夫のみごとな絵が興を添える。

田辺聖子の小倉百人一首　田辺聖子百首の歌に百人の作者の人生。千年を歌いつがれてきた魅力の本質を、新鮮な視点から縦横無尽に綴る。楽しく学べる百人一首の入門書。